全国医药职业教育药学类专业特色教材

（供药学类、食品药品类及相关专业用）

# 药物制剂制备工艺与操作实训

## （第二版）

主　编　林凤云　马　潋　韦丽佳

主　审　杨宗发　何　静　朱照静

副主编　邱妍川　江尚飞　刘艺萍　刘　阳

编　者　（以姓氏笔画为序）

马　潋（重庆医药高等专科学校）

王　双（重庆医药高等专科学校）

韦丽佳（重庆医药高等专科学校）

邓才彬（重庆医药高等专科学校）

伍　彬（重庆医药高等专科学校）

刘　巧（重庆医药高等专科学校）

刘　阳（重庆医药高等专科学校）

刘艺萍（重庆医药高等专科学校）

江尚飞（重庆医药高等专科学校）

巫映禾（重庆医药高等专科学校）

李思平（重庆华邦制药公司）

邱妍川（重庆医药高等专科学校）

张　彦（重庆药友股份有限公司）

张天竹（重庆医药高等专科学校）

林凤云（重庆医药高等专科学校）

蒋　猛（西南药业股份有限公司）

曾　俊（重庆医药高等专科学校）

中国健康传媒集团

中国医药科技出版社

## 内容提要

本教材根据药物制剂技术专业面向的职业岗位群的知识、能力、素质要求和国家职业技能考核标准，设计了单元实训、制剂实训、综合实训共30项学习性的工作任务。其目的在于强化学生实践动手能力，实现教学活动、教学内容与职业要求相一致，使学生具有胜任药物制剂生产岗位的操作技能与必备知识。

本教材主要供高职高专药学类、食品药品类及相关专业使用，也可作为相关人员的参考书。

### 图书在版编目（CIP）数据

药物制剂制备工艺与操作实训 / 林凤云，马澂，韦丽佳主编 . —2版 . —北京：中国医药科技出版社，2018.9

全国医药职业教育药学类专业特色教材

ISBN 978-7-5214-0419-7

Ⅰ . ①药… Ⅱ . ①林… ②马… ③韦… Ⅲ . ①药物—制剂—生产工艺—高等职业教育—教材 Ⅳ . ①TQ460.6

中国版本图书馆CIP数据核字（2018）第197380号

美术编辑　陈君杞

版式设计　南博文化

出版　**中国健康传媒集团** | 中国医药科技出版社

地址　北京市海淀区文慧园北路甲22号

邮编　100082

电话　发行：010-62227427　邮购：010-62236938

网址　www.cmstp.com

规格　787×1092mm $\frac{1}{16}$

印张　13

字数　208千字

初版　2014年1月第1版

版次　2018年9月第2版

印次　2024年1月第4次印刷

印刷　三河市万龙印装有限公司

经销　全国各地新华书店

书号　ISBN 978-7-5214-0419-7

定价　**35.00元**

获取新书信息、投稿、为图书纠错，请扫码联系我们。

# 前　言

　　药物制剂制备工艺与操作实训课程为药学类专业的核心实训课程，实践性强，同药品实际生产紧密相连，对学生药物制剂职业能力培养和职业素养养成起主要支撑作用。本课程是依照药物制剂技术专业工作任务与职业能力分析中完成药物制剂生产工作项目中原辅料的称量操作，制药设备操作，粉碎、混合等基本单元操作，各类药物制剂成型技术与质量控制等具体工作任务所需的知识、能力及素质要求，组织校内专业教师与校外行业、企业专家共同开发设计的。

　　根据本课程的主要目标，在深入分析药物制剂技术专业面向的职业岗位群的知识、能力、素质要求和国家职业技能的考核标准的基础上，本教材设计了单元实训、制剂实训、综合实训共26项学习性的工作任务，共108学时。其目的在于强化学生实践动手能力，实现教学活动、教学内容与职业要求相一致，使学生具有胜任药物制剂生产岗位的操作技能与必备知识，达到药物制剂高级工的要求，技术与理论水平达到高级工技术标准，并获取药物制剂（高级工）资格证书。

　　其中，实训一由张天竹、邓才彬编写，实训二由林凤云、巫映禾编写，实训三由林凤云、伍彬编写，实训四由马澈编写，实训五由马澈、张彦编写，实训六由马澈、林凤云编写，实训七由韦丽佳、林凤云编写，实训八由韦丽佳、王双编写，实训九由韦丽佳、李思平编写，实训十由江尚飞、曾俊编写，实训十一由江尚飞、蒋猛编写，实训十二由江尚飞、邱妍川编写，实训十三由刘阳、刘艺萍编写，实训十四由刘阳、林凤云编写，实训十五由马澈、刘阳编写，实训十六、十八、二十四由邱妍川编写，实训十七由邱妍川、马澈编写，实训十九由刘艺萍编写，实训二十、二十一、二十二由刘艺萍、马潋编写，实训二十三、二十五由邱妍川、刘阳编写，实训二十六由林凤云、江尚飞编写，实训二十七由韦丽佳编写，实训二十八、三十由林凤云、马潋编写，实训二十九由林凤云、刘巧编写。附录由张天竹、马潋、林凤云编写。由于编者水平有限，书中疏漏及不妥之处在所难免，恳请批评指正。

编　者

2018年6月

# 实训指导

药物制剂制备工艺与操作是一门综合性应用技术学科，具有工艺学性质。在整个教学过程中，实验课占总学时数的二分之一。实验教学以突出药物制剂制备工艺与操作理论知识的应用与实际动手能力的培养，强调实用性、应用性为原则，把掌握基本操作、基本技能放在首位，通过实验学生应掌握药物配制的基本操作，会使用常见的衡器、量器及制剂设备，能制备常用的药物制剂，同时学生还应具有一定的分析问题、解决问题和独力工作的能力。

实验实训内容选编了具有代表性的常用剂型的制备及质量评定、质量检查方法，介绍了药物制剂制备工艺与操作实验中常用仪器和设备的应用。实验内容各地可根据实际情况加以适当调整增删。

进行实验实训时要求学生做到以下各项。

1. 实验实训前充分做好预习，明确本次实验实训的目的和操作要点。

2. 进入实验实训室必须穿好实验服，准备好实验实训仪器和药品，并保持实验实训室的整洁、安静，以利实训进行。

3. 严格遵守操作规程，特别是称取或量取药品，在拿取、称量、放回前应进行三次认真核对，以免发生差错。称量任何药品，在操作完毕后应立即盖好瓶塞，放回原处，凡已取出的药品不能任意倒回原瓶。

4. 要以严肃、认真的科学态度进行操作，如实验失败时，先要找出失败的原因，考虑如何改正，再征求指导老师意见，决定是否重做本实验。

5. 实验实训中要认真观察，联系所学理论，对实验实训中出现的问题进行分析讨论，如实记录实验结果，写好实验实训报告。

6. 严格遵守实验实训室的规章制度，包括报损制度、赔偿制度、清洁卫生制度、安全操作规则以及课堂纪律等。

7. 要重视制剂成品质量，实验实训成品须按规定检查，合格后，再由指导老师验收。

8. 注意节约，爱护公物，尽量避免破损。实验实训室的药品、器材、用具以及实验实训成品，一律不准擅自带出室外。

9. 实验实训结束后，须将所用器材洗涤、清洁、妥善安放保存。值日生负责实验室的清洁、卫生、安全检查工作，将水、电、门、窗关好，经指导老师允许后，方能离开实验室。

# 目 录

| 第一部分 |

# 单元实训

# 实训一　查阅药典

## 一、实训目的

1. **掌握** 《中国药典》现行版的结构。
2. **熟悉** 《中国药典》的使用方法，能够独立快速查阅到实训规定的查阅内容。
3. **了解** 《中国药典》发展历史；《中国药典》的主要组成、特点及作用。

## 二、实训原理

### （一）《中国药典》2015年版概况

《中华人民共和国药典》(简称《中国药典》)现行版为2015年版，于2015年6月5日经原国家食品药品监督管理总局批准颁布，自2015年12月1日起实施，是新中国成立以来第十版药典。

本版药典进一步扩大药品品种的收载和修订，共收载品种5608种，分为四部。一部收载品种2598种，其中新增品种440种，修订品种517种，不收载品种7种。二部收载品种2603种，其中新增品种492种，修订品种415种，不收载品种28种。三部收载品种137种，其中新增品种13种，修订品种105种，新增生物制品通则1个，新增生物制品总论3个，不收载品种6种。本版药典首次将2010年版药典附录整合为通则，并与药用辅料单独成卷作为《中国药典》四部。四部收载通则总数317个，其中制剂通则38个、检测方法240个（新增27个）、指导原则30个（新增15个）、标准品、标准物质及试液试药相关通则9个。药用辅料收载270种，其中新增137种、修订97种、不收载2种。我国药典除经过一段时间改版外，还不定期地出版增补本。

### （二）《中国药典》的主要组成、特点及作用

药典主要由凡例、正文、目录和索引组成。

1. **凡例**　是解释和正确地使用《中国药典》进行质量检定的基础原则，并把与正文品种、附录及质量检定有关的共性问题加以规定，避免在全书中重复说明。如对

药典中使用的术语、计量进行明确和规定。

**2. 正文** 收载各品种的具体要求（标准）。

**3. 目录和索引** 目录以中文笔画为序将收载内容排列，索引包括中文索引、汉语拼音索引和外文索引（第一部为拉丁名索引；第二、三部为英文索引），便于使用时查找。

## 三、实训内容

### （一）药典一般查阅过程

注：如进行网上查阅应确定好查阅索引的关键词。

### （二）查阅内容

表1-1 从《中国药典》现行版中查阅内容表

| 序号 | 查阅项目 | | 页码 | | 具体内容 |
|---|---|---|---|---|---|
| 1 | 药材产地加工及炮制规定的干燥方法 | 部 | 页至 | 页 | |
| 2 | 微溶的含义 | 部 | 页至 | 页 | |
| 3 | 阴凉处贮藏的条件 | 部 | 页至 | 页 | |
| 4 | 药品检验要求室温进行的温度控制范围 | 部 | 页至 | 页 | |
| 5 | 80目筛网的孔径范围 | 部 | 页至 | 页 | |
| 6 | 八角茴香油的性状 | 部 | 页至 | 页 | |
| 7 | 六味地黄丸的处方 | 部 | 页至 | 页 | |
| 8 | 阿法骨化醇片的含量 | 部 | 页至 | 页 | |
| 9 | 氨苄西林钠的鉴别检验要求 | 部 | 页至 | 页 | |
| 10 | 胰岛素注射液的贮藏条件规定 | 部 | 页至 | 页 | |
| 11 | 皮内注射用卡介苗的使用注意事项 | 部 | 页至 | 页 | |
| 12 | 蜜丸中水分的限度标准 | 部 | 页至 | 页 | |
| 13 | 十二烷基硫酸钠的性状 | 部 | 页至 | 页 | |
| 14 | 化学药品片剂重量差异限度标准 | 部 | 页至 | 页 | |
| 15 | 中药饮片的微生物限度标准 | 部 | 页至 | 页 | |

续表

| 序号 | 查阅项目 | | 页码 | | 具体内容 |
|---|---|---|---|---|---|
| 16 | 醋酸–醋酸钠缓冲液（pH6.0）的配制方法 | 部 | 页至 | 页 | |
| 17 | 盐酸滴定液的配制方法 | 部 | 页至 | 页 | |
| 18 | 安乃近是否有对照品供应 | 部 | 页至 | 页 | |
| 19 | 注射用水的概念 | 部 | 页至 | 页 | |
| 20 | 湿热灭菌法的概念 | 部 | 页至 | 页 | |

【思考题】

1．所需查药品的标准在现行版《中国药典》中没有收载如何继续查找？

2．其他国家药典在我国药品管理工作中的作用。

## 四、质量检查与评价

1．注意查找内容与药典收载内容的一致性。

2．为使查阅结果具有意义，应查阅现行版药典。

## 五、技能考核评价标准

| 测试项目 | | 评分细则 | 分数 |
|---|---|---|---|
| 实训操作 | 实训前准备/后整理 | 按时领取实训资料/实训用具归位、台面整洁 | 10 |
| | 实际操作 | 在规定的时间内完查阅要求 | 40 |
| 实训结果 | | 结论正确 | 30 |
| 实训报告 | | 格式符合要求、条理清晰、依据正确 | 20 |

（张天竹　邓才彬）

# 实训二  称量与滤过操作

## 一、实训目的

1. **掌握**  规范的称重、量取及滤过等实验基本操作技能；托盘天平、电子天平的结构和性能、使用方法及称重操作中的注意事项；常规量器的使用方法；广口瓶、细口瓶的使用方法。

2. **熟悉**  常规漏斗滤过和布氏滤器的使用方法。

3. **了解**  常压过滤和减压过滤的机理。

## 二、实训原理

### （一）称取广口瓶盛装的固体药物动作要领

1. 根据要求称量的药物质量多少，选择感量适宜的天平（上皿天平、扭力天平、电子天平等）。

2. 根据药物性质，如普通药物、具挥发性药物、半固体药物选择普通白纸称量纸、硫酸纸称量纸等。

3. 称取药物时要求瓶盖不离手，用中指与无名指夹瓶颈，以左手拇指与示指拿瓶盖，右手拿药匙。

4. 将称量的药物加入到处理好的容器中。

### （二）量取细口瓶盛装的液体药物动作要领

1. 根据要求量取的药物质量多少，选择适宜的量器（量杯、量筒、滴瓶）。

2. 使用量筒和量杯时，要保持垂直，中、小量器（$V \leqslant 500\,\mathrm{ml}$ 一般操作动作为用左手拇指与食指垂直平稳持量器下半部并以中指或无名指垫底部。右手持瓶倒液，瓶签须向上，瓶盖应夹于左手小指与手掌边缘之间，倾倒溶液时眼睛与所选择刻度线成水平，读数以液体凹面为准。倒出后立即盖好，放回原处。

3. 药液注入量器，应将瓶口紧靠量器边缘，沿其内壁徐徐注入，以防止药液溅溢器外。

4. 在将量器中液体倾倒出时，要根据液体的黏度适当的倒置停留数秒钟。量取如甘油、糖浆等黏稠性液体，不论在注入或倾出时，均须以充分时间使其按刻度流尽，以保证容量的准确。

5. 量取某些用量1 ml以下的液体，如无准确刻度进行读数时，可用滴管进行量取。如无标准滴管时，可用普通滴管，即先以该滴管测定所量液体1 ml的滴数，再凭此折算所需滴数（图2-1）。

### （三）过滤操作基本要领

**1. 滤纸的使用**

（1）用玻璃棒蘸取少量纯化水将滤纸润湿，使滤纸与漏斗紧贴在一起。注意滤纸与漏斗之间不能有气泡，否则会影响过滤速度。

（2）常压过滤操作的基本要点："一贴、二低、三靠"。即滤纸紧贴漏斗壁；滤纸边缘低于漏斗口边缘；漏斗中的液面低于滤纸边缘；倾倒液体的烧杯口紧靠玻璃棒；玻璃棒的下端轻靠滤纸的1/3处；漏斗的下端要紧靠烧杯内壁（图2-2）。

**2. 脱脂棉的使用** 根据漏斗颈直径取适量脱脂棉，将脱脂棉的边缘向上折起、压平，放到漏斗颈口，用适当的液体润湿脱脂棉，如果是水性药液，过滤时，应在漏斗颈制成水柱。

图2-1 液体的量取

图2-2 过滤

### （四）称、量、滤过操作其他注意事宜

1. 称量过程中"三看"，即取药瓶时看、称量前看、称量瓶放回原位时看。

2. 称量中原则上不允许将药物进行反向操作。

3. 每次称取药物后要求处理药匙使其清洁、干燥。药匙原则上不能去称取半固体药物。

4. 使用天平时无论是否用到砝码，砝码盒与天平要始终在一起。天平不用时托盘原则上在一侧。

5. 量过的量器，需洗净沥干或烘干后再量其他的液体，量器是否要求干燥要根据药物或制剂过程的要求。除量取非水溶液或制剂外，一般水溶液制剂不必干燥容器，但要求清洁。

6. 滤纸的折叠方法一般使用对折方法，但需要增加滤材面积时采用多褶折叠方法。布氏漏斗的滤纸大小要正好合适，过大和过小都可能造成药液泄漏（图2-3、2-4）。

图2-3 滤纸的折叠（一）

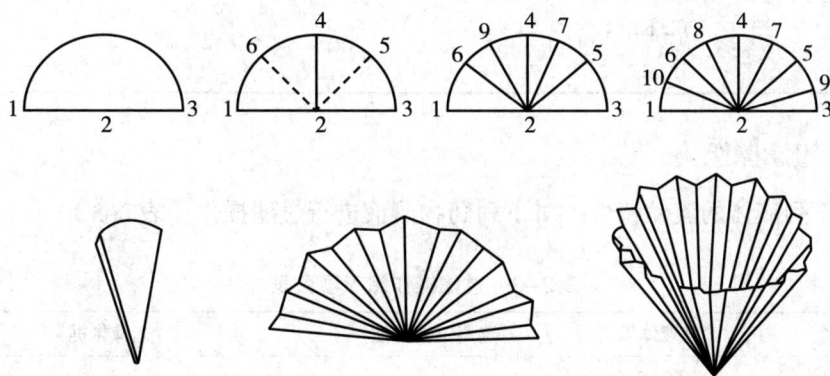

图2-4 滤纸的折叠（二）

7. 滤过操作中应将漏斗放置到漏斗架或铁圈上。

## 三、实训内容

### （一）称重操作

熟悉下列药物性质，选择下列（或部分）药物进行称取操作（表2-1）。

表2-1　称重操作练习项目表

| 药　　物 | 所称重量 | 选用天平及称量纸 | 选 择 依 据 |
|---|---|---|---|
| 碳酸氢钠 | 1.3 g | | |
| 碘化钾 | 0.4 g | | |
| 凡士林 | 15 g | | |
| 葡萄糖 | 10 g | | |
| 碘 | 0.7 g | | |
| 氯化钠 | 28 g | | |
| 氢氧化钠 | 1.5 g | | |

## （二）量取操作

指出下列药物性质，选择表2-2中药物进行量取操作。

表2-2　药物量取操作练习项目表

| 药品名称 | 量取容积 | 选用量器 | 选 择 依 据 |
|---|---|---|---|
| 纯化水 | 35 ml | | |
| 乙　醇 | 20 ml | | |
| 甘　油 | 1.5 ml | | |
| 橙皮酊 | 0.5 ml | | |
| 薄荷油 | 0.2 ml | | |
| 植物油 | 3 ml | | |

## （三）过滤操作

指出下列液体的流动特性，对下列药物溶液进行过滤操作（表2-3）。

表2-3　过滤操作练习项目表

| 药品名称 | 溶液体积 | 选用过滤方法 | 选择依据 |
|---|---|---|---|
| 纯化水 | 50 ml | | |
| 单糖浆 | 20 ml | | |

**【思考题】**

1. 什么是天平的相对误差？要称取0.1 g的药物，按照规定，其误差范围不得超过±10%。应该使用分度值（感量）多少的天平来称取？

2. 要称取甘油30 g，如以量取法代替，应量取几毫升（甘油的相对密度为1.25）？选用怎样的量器？在量取时应注意哪些问题？

3. 称取50 kg药物应如何选择称量衡器。

## 四、质量检查与评价

1. 明确药剂实验实训操作的基本原则、规则，并严格遵守。

2. 基本操作掌握要领，并正确操作、使用相应的设备。

3. 清场过程完整，仪器摆放整齐。

## 五、技能考核评价标准

| 测 试 项 目 | | 评 分 细 则 | 分数 |
|---|---|---|---|
| 实训操作 | 选择仪器 | 根据称量物要求，正确选择称量用具 | 10 |
| | 实验操作 | 1. 正确调整衡器零点 | 10 |
| | | 2. 规范使用称量衡器、量器 | 10 |
| | | 3. 正确加、减砝码（电子秤可省略） | 10 |
| | | 4. 准确记录称量数据 | 10 |
| | | 5. 过滤操作规范 | 10 |
| | 清场、整理 | 1. 使用器皿、用具恢复初始状态 | 10 |
| | | 2. 清洁器具、整理台面 | 10 |
| 结果与分析 | | 称量、过滤操作符合要求 | 10 |
| 实训报告 | | 格式符合要求、条理清晰、结论正确 | 10 |

（林凤云　巫映禾）

# 实训三　粉碎操作

## 一、实训目标

**掌握**　粉碎岗位操作法；粉碎生产工艺管理要点及质量控制要点；CWFJ-15型超微粉碎机、20B型万能粉碎机的标准操作和清洁、保养的标准操作规程。

## 二、实训指导

常用的粉碎设备包括万能粉碎机、柴田粉碎机、球磨机、气流粉碎机等。现分别介绍其主要特点。

**1. 万能粉碎机**　由机座、电机、粉碎室、转动齿盘、固定齿盘、加料斗、出料口、筛板组成。并配有粉料收集及捕尘设施。其工作原理是物料由加料斗进入粉碎室，固定齿盘与转动齿盘交错排列，转动齿盘高速旋转产生离心力使物料甩向外围，齿盘的撞击使物料粉碎成一定粒度穿过筛板。是以冲击粉碎为主的粉碎设备，结构简单，操作维护方便（图3-1）。

**2. 柴田粉碎机**　由电机、粉碎室，动力轴、转动打板、挡板、风板等组成。其工作原理是物料通过自动加料器输入到粉碎机中，风板将原料均匀散布到粉碎室的周围，物料在打板与牙板之间被剪切和冲击，在机内形成激烈涡流将物料粉碎，粉碎后的物料在气流的作用下被吹到风选口内，经风板的作用，将粗粉和细粉分开，细粉被风送到集粉装置内收粉，粗粉被送回到粉碎室内重新粉碎。该机无筛板装置，具有粉碎效率高、一次出粉率高、粒度风选调节均匀、机组设计紧凑占地面积小、采用集中控制工人操作、维修清理方便等特点（图3-2）。

**3. 球磨机**　由机座、电机、减速器、球磨缸和研磨球构成。其工作原理是电机动力经蜗轮减速箱传动，使球磨缸做回转运动，物料经研磨球的冲击和研磨，被粉碎、磨细（图3-3）。

**4. 气流粉碎机**　气流粉碎机由加料装置、粉碎室、叶轮分级器、旋风分离器、除尘器、排风机、电控系统组成。其工作原理是压缩空气经过喷嘴产生超音速气流带动物料，使物料与物料之间产生强烈的碰撞、剪切、研磨等作用，从而达到粉碎目的。被粉碎的物料经过叶轮分级和旋流离心器分级，从而得到多级不同粒度产品，最后经除尘器和排风机净化空气（图3-4）。

图3-1　万能粉碎机

图3-2　柴田粉碎机

图3-3　球磨机

图3-4　气流粉碎机

## 三、实训内容

### （一）粉碎岗位职责

1．进岗前按规定着装，做好操作前的一切准备工作。

2．根据生产指令按规定程序领取原辅料，核对所粉碎物料的品名、规格、产品批号、数量、生产企业名称、物理外观、检验合格等，应准确无误，粉碎产品色泽均匀、粒度符合要求。

3．严格按工艺规程及粉碎标准操作程序进行原辅料处理。

4．生产完毕，按规定进行物料移交，并认真填写工序记录及生产记录。

5. 工作期间，严禁串岗、脱岗，不得做与本岗位无关之事。

6. 工作结束或更换品种时，严格按本岗位清场SOP进行清场，经质监员检查合格后，挂标识牌。

7. 注意设备保养，经常检查设备运转情况，操作时发现故障及时排除并上报。

### （二）粉碎岗位操作法

#### 1. 生产前准备

（1）核对《清场合格证》并确定在有效期内。取下《清场合格证》状态牌，换上"正在生产"状态牌。

（2）检查粉碎机、容器及工具是否洁净、干燥，检查齿盘螺栓有无松动。

（3）检查排风除尘系统是否正常。

（4）按《20B型万能粉碎机操作程序》进行试运行，如不正常，自己又不能排除，则通知机修人员来排除。

（5）对所需粉碎的物料，在暂存室领用时要认真复核物料卡上的内容与生产指令是否相符；检查物料中无金属等异物混入，否则不得使用。

#### 2. 操作

（1）开机并调节分级电机转速或进风量，使粉碎细度达到工艺要求。

（2）机器运转正常后，均匀加入被粉碎物料，不可加入物料后开机。粉碎完成后须在粉碎机内物料全部排出后方可停机。

（3）粉碎好的物料用塑料袋作内包装，填写好的物料卡存在塑料袋上，交下工序。

#### 3. 清场

（1）按《清场管理制度》《容器具清洁管理制度》《洁净区清洁规程》《20B型万能粉碎机清洗规程》搞好清场和清洗卫生。

（2）为了保证清场工作质量，清场时应遵循先上后下、先外后里，一道工序完成后方可进行下道工序作业。

（3）清场后，填写清场记录，上报QA，经QA检查合格后挂《清场合格证》。

#### 4. 记录  操作完工后填写原始记录、批记录（表3-1）。

#### 5. 工艺管理要点

（1）物料严禁混有金属物；

（2）物料含水分不应超过5%；

（3）筛板与内腔的间隙。

表3-1　粉碎工序生产记录表

| 品名 | 规格 | 批号 | 日期 | 班次 |
|---|---|---|---|---|
|  |  |  |  |  |

| 生产前准备 | 1. 操作间清场合格有《清场合格证》并在有效期内<br>2. 所有设备有设备完好证<br>3. 所有器具已清洁<br>4. 物料有物料卡<br>5. 挂"正在生产"状态牌<br>6. 室内温湿度要求：温度18~26℃，相对湿度45%~65% | □<br>□<br>□<br>□<br>□<br><br>温度：<br>相对湿度：<br>签名： |
|---|---|---|

| 生产操作 | 1. 粉碎按《20B型万能粉碎机操作规程》操作<br>2. 将物料粉碎，控制加料速度，粉碎后的细粉装入衬有洁净塑料袋的周转桶内，扎好袋口，填好"物料卡"备用 | 粉碎时间：　：　至　：<br>粉碎前重量：　kg<br>粉碎后重量：　kg<br>操作人： |
|---|---|---|

物料平衡

公式：$\dfrac{实收量+尾料+残损量}{领料量} \times 100\% = 限度$

限度：98%~100%

| 名称 | 领用量 | 产量 | 尾料量 | 残损量 | 收率 | 物料平衡 |
|---|---|---|---|---|---|---|
|  |  |  |  |  |  |  |

操作人：

复核人：

偏差处理

有无偏差：

偏差情况及处理：

QA签名：

## （三）质量控制关键点

异物、粒度。

## （四）20B型万能粉碎机操作规程

### 1. 开机前的准备工作

（1）查机器所有紧固螺钉是否全部拧紧，特别是活动齿的固定螺母一定要拧紧。

（2）根据工艺要求选择适当筛板安装好。

（3）用手转动主轴盘车应活动自如，无卡、滞现象。

（4）检查粉碎室是否清洁干燥，筛网位置是否正确。

（5）检查收粉布袋是否完好，粉碎机与除尘机管道连接是否密封。

（6）关闭粉碎室门，用手轮拧紧后，再用顶丝锁紧。

## 2. 开机运行

（1）先启动除尘机，确认工作正常。

（2）按主机启动开关，待主机运转正常平稳后即可加料粉碎，每次向料斗加入物料时应缓慢均匀加入。

（3）停机时必须先停止加料，待10分钟后或不再出料后再停机。

## 3. 清洁程序

（1）设备的清洗按各设备清洗程序操作，清洗前必须首先切断电源。

（2）每班使用完毕后，必须彻底清理干净料斗机腔和捕集袋内的物料，并清洗干净机腔、筛网和活动固定齿。

（3）凡能用水冲洗的设备，可用高压水枪冲洗，先用饮用水冲洗至无污水，然后再用纯化水冲洗两次。

（4）不能直接用水冲洗的设备，先扫除设备表面的积尘，凡是直接接触药物的部位可用纯水浸湿抹布擦抹直至干净，能拆下的零部件应拆下，其他部位用一次性抹布擦抹干净，最后用75%乙醇擦拭晾干。

（5）凡能在清洗间清洗的零部件和能移动的小型设备尽可能在清洁间清洗烘干。

（6）工具、容器的清洗一律在清洁间清洗，先用饮用水清洗干净，再用纯化水清洗两次，移至烘箱烘干。

（7）门、窗、墙壁、灯具、风管等先用干抹布擦抹掉其表面灰尘，再用饮用水浸湿抹布擦抹直到干净，擦抹灯具时应先关闭电源。

（8）凡是设有地漏的工作室，地面用饮用水冲洗干净，无地漏的工作室用拖把抹擦干净（洁净区用洁净区的专用拖把）。

（9）清场后，填写清场记录，上报QA质监员，检查合格后挂《清场合格证》。

## （五）粉碎机安全操作注意事项

1. 严禁主轴反转，如发现主轴反堵不能转动时应立即停机。

2. 粉碎室门务必要关好锁紧，以免发生事故。

3. 使用前必须确认活动齿的固定螺母紧合良好。

4. 机器必须可靠接地。

5. 超过莫氏硬度5度的物料将使粉碎机的维修周期缩短，因此必须注意使用该机的经济性。

6. 物料严禁混有金属物。

7. 物料含水分不应超过5%。

8. 在粉碎热敏性物料使用20~30分钟后应停机检查出料筛网孔是否堵塞，粉碎室内温度是否过高，并应停机冷却一段时间再开机。

9. 设备的密封胶垫如有损坏、漏粉时应及时更换。

10. 定期为机器加润滑油。

11. 每次使用完毕，必须关掉电源，方可进行清洁。

## （六）粉碎设备维护

1. 经常检查润滑油杯内的油量是否足够。

2. 设备外表及内部应洁净，无污物聚集。

3. 检查齿盘的固定和转动齿是否磨损严重，如严重需调整安装使用另一侧，如两侧磨损严重需换齿；更换锤子时应将整套锤子一起进行更换，切不能只更换其中个别几只锤子。

4. 每季度进行一次电动机轴承检查，检查上下皮带轮是否在同一平面内及皮带的松紧程度、磨损情况，如有必要及时调整更换。

## （七）常见故障发生原因及排除方法

常见故障发生原因及排除方法见表3-2。

表3-2 常见故障发生原因及排除方法

| 常见故障 | 发生原因 | 排除方法 |
| --- | --- | --- |
| 主轴转向相反 | 电源线相位连接不正确 | 检查并重新接线 |
| 操作中有胶臭味 | 皮带过松或损坏 | 调紧或更换皮带 |
| 钢齿，钢锤磨损严重 | 物料硬度过大或使用过久 | 更换钢锤或钢齿 |
| 粉碎时声音沉闷、卡死 | 加料过快或皮带松 | 加料速度不可过快，调紧或更换皮带 |
| 热敏性物料粉碎声音沉闷 | 物料遇热发生变化 | 用水冷式粉碎或间歇粉碎 |

## 四、质量判断

1. **外观** 色泽、粒度均匀。

2. **粉料粒度** 应符合表3-3要求。

表3-3　粉料粒度分级表

| 等级 | 分等标准 |
|---|---|
| 最粗粉 | 能全部通过一号筛，但混有能通过三号筛不超过20%的粉末 |
| 粗粉 | 能全部通过二号筛，但混有能通过四号筛不超过10%的粉末 |
| 中粉 | 能全部通过四号筛，但混有能通过五号筛不超过60%的粉末 |
| 细粉 | 能全部通过五号筛，并含有能通过六号筛不少于95%的粉末 |
| 最细粉 | 能全部通过六号筛，并含有能通过七号筛不少于95%的粉末 |
| 极细粉 | 能全部通过八号筛，并含有能通过九号筛不少于95%的粉末 |

# 五、实训考核

| 考核内容 | | 技能要求 | 分值 |
|---|---|---|---|
| 生产前准备 | 生产工具准备 | 1. 检查核实清场情况，检查清场合格证<br>2. 对设备状况进行检查，确保设备处于合格状态<br>3. 对计量容器、衡器进行检查核准<br>4. 对生产用的工具的清洁状态进行检查 | 20 |
| | 物料准备 | 1. 按生产指令领取生产原辅料<br>2. 按生产工艺规程制定标准核实所用原辅料（检验报告单，规格，批号） | |
| 粉碎操作 | | 1. 按操作规程进行粉碎操作<br>2. 按正确步骤将粉碎后物料进行收集<br>3. 粉碎完毕按正确步骤关闭机器 | 30 |
| 记录 | | 生产记录填写准确完整 | 20 |
| 生产结束清场 | | 1. 生产场地清洁<br>2. 工具和容器清洁<br>3. 生产设备的清洁<br>4. 清场记录填写准确完整 | 20 |
| 其他 | | 正确回答考核人员提出的问题 | 10 |

（林凤云　伍　彬）

# 实训四　筛分操作

## 一、实训目标

**掌握**　筛分岗位操作法；筛分生产工艺管理要点及质量控制要点；S365旋振筛的标准操作和清洁、保养的标准操作规程。

## 二、实训指导

常用的筛分设备主要包括往复振动筛分机和旋振筛两种。

**1. 旋振筛**　由机架、电动机、筛网、上部重锤、下部重锤、弹簧、出料口组成。其工作原理是由普通电机所带振子的上下两端偏心重锤产生激振，可调节的偏心重锤经电机驱动传送到主轴中心线，在不平衡状态下，产生离心力，使物料强制改变在筛内形成轨道旋涡，使筛及物料在水平、垂直、倾斜方向三次元运动，对物料产生筛选作用。重锤调节器的振幅大小可根据不同物料和筛网进行调节，也可由立式振动电机轴的上下两端装有失衡的偏心重锤产生激振。

本机可用于单层或多层分级使用，具有结构紧凑、操作维修方便、运转平稳、噪声低、处理物料量大、细度小、适用性强等优点。

**2. 往复振动筛分机**　该机由机架、电机、减速器、偏心轮、连杆、往复筛体、出料口组成。其工作原理是物料由加料斗加入，落入筛子上，借电机带动带轮，使偏心轮做往复运动，从而使筛体往复运动，对物料产生筛选作用。

## 三、实训内容

### （一）筛分岗位职责

1. 进岗前按规定着装，做好操作前的一切准备工作。

2. 根据生产指令按规定程序领取原辅料，核对所过筛物料的品名、规格、产品批号、数量、生产企业名称、物理外观、检验合格等，应准确无误，过筛产品粒度应符合要求。

3. 严格按工艺规程及筛分标准操作程序进行原辅料处理。

4. 按工艺规程要求对需进行分筛的物料选用规定目数的筛网，严格按《旋振筛标准操作规程》进行操作。

5. 生产完毕，按规定进行物料移交，并认真填写工序记录及生产记录。

6. 工作期间严禁串岗、脱岗，不得做与本岗位无关之事。

7. 工作结束或更换品种时，严格按本岗位清场SOP进行清场，经质监员检查合格后，挂标识牌。

8. 注意设备保养，经常检查设备运转情况，操作时发现故障及时排除并上报。

### （二）筛分岗位操作法

**1. 生产前准备**

（1）核对《清场合格证》并确定在有效期内。取下《清场合格证》状态牌换上"正在生产"状态牌，开启除尘风机10分钟，当温度在18~26 ℃、相对湿度在45%~65%范围内，方可投料生产。

（2）检查旋振筛分机、容器及工具应洁净、干燥，设备性能正常。

（3）检查筛网是否清洁干净，是否与生产指令要求相符，必要时用75%乙醇擦拭消毒。

（4）按《S365旋振筛操作程序》进行试运行，如不正常，自己又不能排除，则通知机修人员来排除。

（5）对所需过筛的物料，在暂存室领用时要认真复核物料卡上的内容与生产指令是否相符。

**2. 筛分操作**

（1）按筛分标准操作规程安装好筛网，连接好接收布袋，安装完毕应检查密封性，并开动设备运行。

（2）启动设备空转运行，声音正常后，均匀加入被过筛物料，进行筛分生产。

（3）已过筛的物料盛装于洁净的容器中密封，交中间站，并称量、贴签，填写请验单，由化验室检测，每件容器均应附有物料状态标记。注明品名、批号、数量、日期、操作人等。

（4）运行过程中用听、看等办法判断设备性能是否正常，一般故障自己排除。自己不能排除的通知维修人员维修正常后方可使用。筛好的物料用塑料袋作内包装，填写好的物料卡存在塑料袋上，交下工序。

### 3. 清场

（1）按《清场管理制度》《容器具清洁管理制度》《洁净区清洁规程》《S365旋振筛清洗程序》搞好清场和清洗卫生。

（2）为了保证清场工作质量，清场时应遵循先上后下、先外后里，一道工序完成后方可进行下道工序作业。

（3）清场后，填写清场记录，上报QA，检查合格后挂《清场合格证》。

**4. 记录**　操作完工后按表4-1填写批记录。

表4-1　筛分工序生产记录表

| 品名 | 规格 | 批号 | 日期 | 班次 |
|---|---|---|---|---|
| | | | | |

<table>
<tr><td rowspan="2">生产前准备</td><td>1. 操作间清场合格有《清场合格证》并在有效期内<br>2. 所有设备有设备完好证<br>3. 所有器具已清洁<br>4. 物料有物料卡<br>5. 挂"正在生产"状态牌<br>6. 室内温湿度要求；温度18~26 ℃，相对湿度45%~65%</td><td>☐<br>☐<br>☐<br>☐<br>☐<br><br>温　度：_____<br>相对湿度：_____<br>签　名：_____</td></tr>
<tr><td>生产操作</td><td>1. 筛分按《S365旋振筛操作规程》操作<br>2. 将物料控制加料速度，过筛后的细粉装入衬有洁净塑料袋的周转桶内，扎好袋口，填好"物料卡"备用</td><td>筛分时间：__:__至__:__<br>筛分前重量：_____kg<br>筛分后细粉重量：_____kg<br>筛分后粗粉重量：_____kg<br>操　作　人：_____</td></tr>
</table>

物料平衡

$$公式： \frac{细粉量+粗粉量}{领用量} \times 100 = 限度：98\%\sim100\%$$

| 名称 | 领用量 | 细粉量 | 粗粉量 | 收率 | 物料平衡 | 操作人：<br><br>复核人： |
|---|---|---|---|---|---|---|
| | | | | | | |

偏差情况及处理：

QA签名：

### （三）生产工艺管理要点

1. 筛分操作间必须保持干燥，室内呈负压，须有捕尘装置。

2. 筛分设备可用清洁布擦拭，筛可用水清洁。

3. 筛分过程随时注意设备声音。

4. 生产过程所有物料均应有标示，防止混药、混批。

## （四）质量控制关键点

粒度。

## （五）S365旋振筛操作规程

1. 使用前检查整机各紧固螺栓是否有松动。然后开动机器，检查机器的空载启动性是否良好。

2. 根据不同需要及物料的不同情况，选择适当筛网并检查筛网是否破损，若有破损应及时更换。

3. 锁紧筛网，依次装好橡皮垫圈、钢套圈、筛网、筛盖。上筛网时防止筛盖挤压手指；将盖用压杆压紧，禁止用钝器敲打压盖。

4. 当本机调试后，应进行空载运转试验，空运转时间不少于2分钟，并符合如下要求：无异常声响，机器运转平稳，无异常振动。

5. 筛分操作，待运转正常后，方可开始加料，加料必须均匀，过筛时加料速度要适当，加得太快物料会随着颗粒溢出，加得太慢则影响产量。

6. 停机时必须先停止加料，待不再出料后再停机。

7. 过完筛后按设备上下顺序清理残留在筛中的粗颗粒和细粉。

## （六）清洁程序

1. 设备的清洗按各设备清洗程序操作，清洗前必须首先切断电源。

2. 每班使用完毕后，必须彻底清理干净料斗机腔和捕集袋内的物料并清洗干净机腔、筛网和活动固定齿。

3. 凡能用水冲洗的设备，可用高压水枪冲洗，先用饮用水冲洗至无污水，然后再用纯化水冲洗两次。

4. 不能直接用水冲洗的设备，先扫除设备表面的积尘，凡是直接接触药物的部位可用纯水浸湿抹布擦抹直至干净，能拆下的零部件应拆下。其他部位用一次性抹布擦抹干净，最后用75%乙醇擦拭晾干。

5. 凡能在清洗间清洗的零部件和能移动的小型设备尽可能在清洁间清洗烘干。

6. 工具、容器的清洗一律在清洁间清洗，先用饮用水清洗干净，再用纯化水清洗两次，移至烘箱烘干。

7. 门、窗、墙壁、灯具、风管等先用干抹布擦抹掉其表面灰尘，再用饮用水浸湿抹布擦抹直到干净，擦抹灯具时应先关闭电源。

8. 凡是设有地漏的工作室，地面用饮用水冲洗干净，无地漏的工作室用拖把抹擦干净（洁净区用洁净区的专用拖把）。

9. 清场后，填写清场记录，上报QA，检查合格后挂《清场合格证》。

### （七）安全操作注意事项

1. 定期检查所有外露螺栓、螺母，并拧紧。

2. 发现异常声响或其他不良现象，应立即停机检查。

3. 机器必须可靠接地。

4. 设备的密封胶垫如有损坏、漏粉时应及时更换。

### （八）设备维护

1. 保证机器各部件完好可靠。

2. 设备外表及内部应洁净，无污物聚集。

3. 各润滑油杯和油嘴应每班加润滑油和润滑脂。

4. 操作前检查筛网是否完好、是否变形，维修正常后方可生产。

### （九）常见故障发生原因及排除方法

常见故障发生原因及排除方法见表4-2。

**表4-2 常见故障发生原因及排除方法**

| 常见故障 | 发生原因 | 排除方法 |
|---|---|---|
| 粉料粒度不均匀 | 筛网安装不密闭，有缝隙 | 检查并重新安装 |
| 设备不抖动 | 偏心失效，润攒失效或轴承失效 | 检查润滑，维修更换 |

## 四、质量判断

1. **外观** 色泽、粒度均匀。

2. **粉料粒度** 应符合表4-3要求。

**表4-3 粉料粒度要求**

| 等级 | 分等标准 |
|---|---|
| 最粗粉 | 能全部通过一号筛，但混有能通过三号筛不超过20%的粉末 |
| 粗粉 | 能全部通过二号筛，但混有能通过四号筛不超过40%的粉末 |
| 中粉 | 能全部通过四号筛，但混有能通过五号筛不超过60%的粉末 |
| 细粉 | 能全部通过五号筛，并含有能通过六号筛不少于95%的粉末 |
| 最细粉 | 能全部通过六号筛，并含有能通过七号筛不少于95%的粉末 |
| 极细粉 | 能全部通过八号筛，并含有能通过九号筛不少于95%的粉末 |

## 五、实训考核

| 考核内容 | | 技能要求 | 分值 |
|---|---|---|---|
| 生产前准备 | 生产工具准备 | 1. 检查核实清场情况，检查清场合格证<br>2. 对设备状况进行检查，确保设备处于合格状态<br>3. 对计量容器、衡器进行检查核准<br>4. 对生产用的工具的清洁状态进行检查 | 20 |
| | 物料准备 | 1. 按生产指令领取生产原辅料<br>2. 按生产工艺规程制定标准核实所用原辅料（检验报告单，规格，批号） | |
| 过筛操作 | | 1. 按操作规程进行过筛操作<br>2. 按正确步骤将过筛后物料进行收集<br>3. 过筛完毕按正确步骤关闭机器 | 40 |
| 记录 | | 生产记录填写准确完整 | 10 |
| 生产结束清场 | | 1. 生产场地清洁<br>2. 工具和容器清洁<br>3. 生产设备的清洁<br>4. 清插记录填写准确完整 | 10 |
| 其他 | | 正确回答考核人员提问 | 20 |

（马　潋）

# 实训五　混合操作

## 一、实训目标

**掌握**　固体物料混合岗位操作法；固体物料混合生产工艺管理要点及质量控制要点；槽形混合机、三维多向运动混合机的标准操作和清洁、保养的标准操作规程。

## 二、实训指导

常用的混合物机分为干混设备和湿混设备。

干混机包括旋转式干混机、二维运动混合机、三维多向运动混合机。

旋转式干混机主要有V型干混机（图5-1）、双锥旋转干混机、立方旋转干混机等。

湿混机包括槽型混合机（图5-3）、双螺旋锥形混合机和快速混合制粒机等。

现分别介绍各种常用混合设备的特点。

1. **V型干混机**　由机座、电机、减速器、V型混合筒组成。其工作原理是电机通过三角皮带带动减速器转动，继而带动V型混合筒旋转。装在筒内的干物料随着混合筒转动，V型结构使物料反复分离、合一，用较短时间即可混合均匀。

2. **二维运动混合机**　主要由转筒、摆动架、机架组成。其工作原理是转筒装在摆动架上，二维混合机的转筒进行自转和随摆动架而摆动两个运动。被混合的物料随转筒转动、滚动，又随筒的摆动发生左右的掺混运动，物料在短时间内得到充分混合（图5-4）。

3. **三维运动混合机**　主要由机座、传动系统、多向运动机构、混合筒、电器控制系统构成。其主要工作原理是三维运动混合机装料的筒体在主动轴的带动下，做周而复始的平移、转动和翻滚等复合运动，促使物料沿着筒体做环向、径向和轴向的三向复合运动，从而实现多种物料的相互流动、扩散、积聚、掺杂，以达到均匀混合的目的（图5-5）。

4. **槽型混合机**　主要由机座、电机、减速器、混合槽、搅拌桨、控制面板组成。其工作原理是利用水平槽内的"S"形螺带所产生的纵向和横向运动，使物料混合均匀。其相邻两个螺带，一个为左，一个为右，可使槽内被混合物料强烈混合。槽可绕水平轴转动，以便卸料。

**5. 双螺旋锥形混合机** 主要由机架、电机、减速器、传动系统、简体、螺旋杆及出料阀组成。其工作原理是此机在立式锥形容器内安装有螺旋提升机，可将锥形底部物料从容器底提升到上部，螺旋提升机既有自转又绕锥形容器中心轴摆动旋转，故可使螺旋混合作用达到全部物料（图5-6）。

混合设备多属间歇操作。

图5-1　V型干混机

图5-2　方锥型混合机

图5-3　槽型混合机

图5-4　二维运动混合机

图5-5　三维运动混合机

图5-6　双螺旋锥形混合机

### 三、实训内容

#### （一）混合岗位职责

1. 严格执行《混合岗位操作法》《混合设备标准操作规程》。

2. 进岗前按规定着装，做好操作前的一切准备工作。

3. 根据生产指令按规定程序领取原辅料，核对所混合物料的品名、规格、产品批号、数量、生产企业名称、物理外观、检验合格等，应准确无误，混合产品应均匀，符合要求。

4. 自觉遵守工艺纪律，保证混合岗位不发生差错和污染，发现问题及时上报。

5. 严格按工艺规程及混合标准操作程序进行原辅料处理。

6. 生产完毕，按规定进行物料移交，并认真填写工序记录及生产记录。

7. 工作期间严禁串岗、离岗，不得做与本岗位无关之事。

8. 工作结束或更换品种时，严格按本岗位清场SOP进行清场，经质监员检查合格后，挂标识牌。

9. 注意设备保养，经常检查设备运转情况，操作时发现故障及时排除并上报。

#### （二）混合岗位操作法

**1. 生产前准备**

（1）检查操作间、工具、容器、设备等是否有清场合格标志，并核对是否在有效期内。否则按清场标准程序进行清场并经QA人员检查合格后，填写清场合格证，进入本操作。

（2）根据要求选择适宜混合设备，设备要有"合格"标牌、"已清洁"标牌，并对设备状况进行检查，确证设备正常，方可使用。

（3）根据生产指令填写领料单，并向中间站领取物料，并核对品名、批号、规格、数量、质量无误后，进行下一步操作。

（4）按《混合设备消毒规程》对设备及所需容器、工具进行消毒。

（5）挂本次运行状态标志，进入操作。

**2. 混合操作**

（1）湿法制粒混合根据所需用量，称取相应的黏合剂、溶剂（两人核对），并将溶剂置配至锅内。

（2）将黏合剂加入溶剂内，搅拌，溶解，混匀，保存备用。

（3）启动设备空转运行，声音正常后停机，加料，进行混合操作。

（4）混合机必须保证混合运行足够的时间。

（5）已混合完毕的物料盛装于洁净的容器中密封，交中间站。并称量、贴签、填写请验单，由化验室检测，每件容器均应附有物料状态标记，注明品名、批号、数量、日期、操作人等。

（6）运行过程中用听、看等办法判断设备性能是否正常，一般故障自己排除，自己不能排除的通知维修人员维修正常后方可使用。

**3. 清场**

（1）将生产所剩物料收集，标明状态，交中间站，并填写好记录。

（2）按《混合设备清洁操作规程》《场地清洁操作规程》对设备、场地、用具、容器进行清洁消毒，经QA人员检查合格，发清场合格证。

**4. 记录**

生产完成后，按表5-1填写批记录。

表5-1　混合工序生产记录

| 品名 | 规格 | 批号 | 日期 | 班次 |
|---|---|---|---|---|
|  |  |  |  |  |

| 生产前准备 | 1. 操作间有《清场合格证》并在有效期内<br>2. 所有设备有设备完好证<br>3. 所有器具已清洁<br>4. 物料有物料卡<br>5. 挂"正在生产"状态牌<br>6. 室内温湿度要求：温度18~26 ℃，相对湿度45%~65% | ☐<br>☐<br>☐<br>☐<br>☐<br><br>温度：<br>相对湿度：<br>检查人： |
|---|---|---|

| 混合 | 混合机编号： | | 混合时间：　：　到　： | |
|---|---|---|---|---|
|  | 名　称 | 用量/kg | 名　称 | 用量/kg |
| 物料 |  |  |  |  |
|  |  |  |  |  |
|  | 混　合　物 | | | |
|  | 桶　号 |  |  |  |
|  | 净重/kg |  |  |  |
|  | 桶　号 |  |  |  |
|  | 净重/kg |  |  |  |
|  | 总桶数 |  | 操作人 | 复核人 |
| 备注 | | | | |

### （三）生产工艺管理要点

1. 混合操作间必须保持干燥，室内呈正压，须有捕尘装置。

2. 混合设备的混合缸可用水清洁，其他部分用清洁布擦拭干净。

3. 混合过程随时注意设备声音。

4. 生产过程所有物料均应有标示，防止发生混药、混批。

### （四）质量控制关键点

混合均匀度。

### （五）混合设备操作规程

#### 1. V型干混机操作规程

（1）开机前的准备工作

①开机时，空载起动电机，观察电机运转正常，停机开始工作。

②观察料桶运动位置，使加料口处于理想的加料位置，松开加料口卡箍，取下平盖进行加料，加料量不得超过额定装量。

③加料完毕后，盖上平盖，上紧卡箍即可开机混合。

（2）开机运行

①根据工艺要求，调整好时间继电器。

②严格按规定的程序操作，开机进行混合。

③混合机到设定的时间会自动停机，若出料口位置不理想，可点动开机，将出料口调整到最佳位置，切断电源，方可开始出料操作。

④出料时打开出料阀即可出料。

⑤出料时应控制出料速度，以便控制粉尘及物料损失。

（3）操作注意事项及故障处理

①必须严格按规定要点进行操作。

②设备运转时，严禁进入混合桶运动区内。

③在混合桶运动区范围外应设隔离标志线，以免人员误入运动区。

④设备运转时，若出现异常振动和声音时，应停机检查，并通知维修工。

⑤设备的密封胶垫如有损坏、漏粉时应及时更换。

⑥操作人员在操作期间不得离岗。

### 2. 二维运动混合机操作规程

（1）开机前的准备工作

①开机时，空载起动电机，观察电机运转正常，停机开始工作。

②观察料桶运动位置，使加料口处于理想的加料位置，松开加料口卡箍，取下平盖进行加料，加料量不得超过额定装量。

③加料完毕后，盖上平盖，上紧卡箍即可开机混合。

（2）开机运行

①根据工艺要求，调整好时间继电器。

②严格按规定的程序操作，开机进行混合。

③混合机到设定的时间会自动停机，若出料口位置不理想，可点动开机，将出料口调整到最佳位置，切断电源，方可开始出料操作。

④出料时打开出料阀即可出料。

⑤出料时应控制出料速度，以便控制粉尘及物料损失。

（3）操作注意事项及故障处理

①必须严格按规定要点进行操作。

②设备运转时，严禁进入混合桶运动区内。

③在混合桶运动区范围外应设隔离标志线，以免人员误入运动区。

④设备运转时，若出现异常振动和声音时，应停机检查，并通知维修工。

⑤设备的密封胶垫如有损坏、漏粉时应及时更换。

⑥操作人员在操作期间不得离岗。

### 3. 三维多向运动混合机操作规程

（1）开机前的准备工作

①开机时，空载起动电机，观察电机运转正常，停机开始工作。

②观察料桶运动位置，使加料口处于理想的加料位置，松开加料口卡箍，取下平盖进行加料，加料量不得超过额定装量。

③加料完毕后，盖上平盖，上紧卡箍即可开机混合。

（2）开机运行

①根据工艺要求，调整好时间继电器。

②严格按规定的程序操作，开机进行混合。

③混合机到设定的时间会自动停机，若出料口位置不理想，可点动开机，将出料口调整到最佳位置，切断电源，方可开始出料操作。

④出料时打开出料阀即可出料。

⑤出料时应控制出料速度，以便控制粉尘及物料损失。

（3）操作注意事项及故障处理

①必须严格按规定要点进行操作。

②设备运转时，严禁进入混合桶运动区内。

③在混合桶运动区范围外应设隔离标志线，以免人员误入运动区。

④设备运转时，若出现异常振动和声音时，应停机检查，并通知维修工。

⑤设备的密封胶垫如有损坏、漏粉时应及时更换。

⑥操作人员在操作期间不得离岗。

### 4. 槽型混合机操作规程

（1）开机前的准备工作

①开机时，空载起动电机，观察电机运转正常，停机开始工作。

②将称量好的原辅料装入原料容器，将黏合剂过滤后装入小车盛液桶内。

③加料完毕后，盖上盖。

（2）开机运行　操作过程中，必须调整好物料沸腾状态和黏合剂雾化状态，严格控制喷速、加浆量、制粒时间、成粒率、干燥温度和干燥时间，使制出颗粒符合规定指标。

①根据工艺要求，调整好时间继电器。

②严格按规定的程序操作，开机进行混合。

③混合机到设定的时间会自动停机，若出料口位置不理想，可点动开机，将出料口调整到最佳位置，切断电源，方可开始出料操作。

④出料时打开出料阀即可出料。

⑤出料时应控制出料速度，以便控制粉尘及物料损失。

（3）槽形混合机清洁规程

①向槽型混合机中注入约1/3体积的饮用水，用丝光毛巾将混合机内表面及搅拌桨表面所附着的可见药品清洗干净，开动搅拌桨数次，将搅拌桨死角处药品附着物清洗干净，用清洁球擦拭干净不易清洗的附着物，并用丝光毛巾将混合机内表面全面抹拭一遍，倾出洗涤水，设备外表面用丝光毛巾、饮用水擦拭干净。

②向槽型混合机中注入约1/3体积的纯化水，用丝光毛巾将混合机内表面及搅拌桨表面全面抹拭一遍（丝光毛巾须事先用纯化水清洗干净），然后倾出洗涤水，用拧干的丝光毛巾抹干，最后用75%的乙醇擦拭一遍设备内表面。

③内外表面清洗用清洁工具及清洗剂分开使用。

④挂上清洁状态标志并填写记录。

## （六）操作注意事项及故障处理

1. 必须严格按规定要点进行操作。

2. 设备运转时，严禁进入混合桶运动区内。

3. 在混合桶运动区范围外应设隔离标志线，以免人员误入运动区。

4. 设备运转时，若出现异常振动和声音，应停机检查，并通知维修工。

5. 设备的密封胶垫如有损坏、漏粉时应及时更换。

6. 定期检查所有外露螺栓、螺母，并拧紧。

7. 检查机器润滑油是否充足、外观完好。

8. 发现异常声响或其他不良现象，应立即停机检查。

9. 操作时应盖好机盖，不得将手或工具伸入槽内或在机器上方传递物件。

10. 操作人员在操作期间不得离岗。

## （七）设备维护

1. 保证机器各部件完好可靠。

2. 设备外表及内部应洁净，无污物聚集。

3. 各润滑油杯和油嘴应每班加润滑油和润滑脂。

4. 常见故障有振动、转动不均匀，产生原因是减速器齿轮失效，可通过添加润滑油或换润滑油，以及更换齿轮或减速器来排除。

## 四、质量判断

外观混合均匀，物料色泽和光泽均匀。

## 五、实训考核

| 考核内容 | 技能要求 | 分值 |
|---|---|---|
| 生产前准备<br>生产工具准备 | 1. 检查核实清场情况，检查清场合格证<br>2. 对设备状况进行检查，确保设备处于合格状态<br>3. 对计量容器、衡器进行检查核准<br>4. 对生产用的工具的清洁状态进行检查 | 20 |

续表

| 考核内容 | 技能要求 | | 分值 |
|---|---|---|---|
| 生产前准备 | 物料准备 | 1. 按生产指令领取生产原辅料<br>2. 按生产工艺规程制定标准核实所用原辅料（检验报告单，规格，批号） | 20 |
| 混合操作 | 1. 按操作规程进行混合操作<br>2. 按正确步骤将混合后物料进行收集<br>3. 混合完毕按正确步骤关闭机器 | | 30 |
| 记录 | 生产记录填写准确完整 | | 10 |
| 生产结束清场 | 1. 生产场地清洁<br>2. 工具和容器清洁<br>3. 生产设备的清洁<br>4. 清场记录填写准确完整 | | 20 |
| 其他 | 正确回答考核人员提问 | | 20 |

（马　潋　张　彦）

| 第二部分 |

# 制剂实训

# 实训六　真溶液制剂的制备

## 一、实训目的

1. **掌握**　真溶液型液体药剂的概念、特点；不同类型真溶液型液体药剂的制备技能；真溶液型液体药剂中附加剂的使用方法。

2. **熟悉**　真溶液型体液药剂的质量评定方法。

## 二、实训指导

真溶液型液体药剂是指药物以分子或离子状态溶解于适当溶剂中制成的澄明液体药剂。真溶液型液体药剂其分散相（药物）小于1 nm，可内服，也可外用。常用的溶剂有水、乙醇、甘油、丙二醇、液状石蜡、植物油等。属于真溶液型液体药剂有：溶液剂、糖浆剂、甘油剂、芳香水剂和醑剂等。真溶液型液体药剂的制法有溶解法、稀释法和化学反应法，以溶解法应用最多。

**1. 溶解法一般配制工艺流程**

药物称量　→　溶解　→　滤过　→　质量检查　→　包装

（1）药物的称取和量取　固体药物常以克为单位，根据药物量的多少，选用不同的架盘天平称重。液体药物常以毫升为单位，选用不同的量杯或量筒进行量取。用量较少的液体药物，也可采用滴管计滴数量取（标准滴管在20 ℃时，1 ml水应为20滴），量取液体药物后，应用少许水洗涤量器，洗液并于容器中，以减少药物的损失。

（2）溶解及加入药物　约取处方溶液的1/2~3/4量，加入药物搅拌使溶解，必要时加热。难溶性药物应先加入溶解，也可加入适量助溶剂或采用复合溶剂，帮助溶解。易溶解药物、液体药物及挥发性药物最后加入。酊剂加入水溶液中时，速度要慢，且应边加边搅拌。

（3）过滤　药液应反复过滤，直至到达澄明度合格为止。

（4）质量检查　成品应进行质量检查（外观性状）。

（5）包装及贴标签 质量检查合格后，定量分装于适当的洁净容器中，加贴符合要求的标签。

2. 根据液体药剂的不同目的可加入一些附加剂，如增溶剂、助溶剂、潜溶剂、防腐剂、矫味剂、着色剂和稳定剂等。制备过程中各物料的加入顺序如下：一般将助溶剂、潜溶剂、稳定剂等附加剂先加入，固体药物中难溶性药物应先加入溶解，易溶性药物、液体药物及挥发性药物后加入。

3. **真溶液型液体药剂生产情况介绍**

（1）生产岗位 真溶液型液体药剂的生产岗位有：浓配岗位，灌封岗位、质检岗位、包装岗位，对应的工种为溶液剂配液工、灌封工、质检工、包装工。

（2）生产设备 溶液剂生产设备有：浓配罐（图6-1）、稀配罐、过滤设备（图6-2）、液体输送设备等。

图6-1 浓配罐

图6-2 钛棒过滤器

## 三、实训内容

### （一）薄荷水的制备

【制剂处方1】

| | |
|---|---|
| 薄荷油 | 2 ml |
| 滑石粉 | 15 g |
| 纯化水 | 适量 |
| 共制 | 1000 ml |

**【仪器与材料】**

仪器：乳钵、量筒、烧杯、玻璃漏斗、托盘天平等

材料：薄荷油、滑石粉、纯化水

**【制备工艺】**

分散溶解法：取精制的滑石粉，滴入薄荷油，在乳钵中研匀，加少量纯化水研成糊状，继续分次加纯化水研磨，研匀后转入具塞玻璃瓶中加水至足量，加塞剧烈振摇10分钟后用湿润的棉球或滤纸过滤，如滤液浑浊，应重滤，直至滤液澄明，再自滤器上加适量纯化水使成1000 ml，搅匀，即得。

**【制剂处方2】**

| | |
|---|---|
| 薄荷油 | 0.1 ml |
| 吐温80 | 0.1 ml |
| 纯化水 | 加至50 ml |

**【仪器与材料】**

仪器：量杯、托盘天平等

材料：薄荷油、吐温80、纯化水

**【制备工艺】**

取干燥量杯，将薄荷油与吐温80充分混匀，再加入纯化水至足量，搅匀即得。

**【制剂质量检查与评价】**

本品为无色澄明液体，有薄荷香气。本品久贮，易氧化变质，色泽加深，产生异臭，则不能供药用。

**【作用与用途】**

芳香矫味药与祛风药，用于胃肠充气或作分散媒用。

**【分析与讨论】**

（1）本品为薄荷油的饱和水溶液，薄荷油含量为0.05%（ml/ml），而实际投油量为含量的4倍，目的是为了使其易于形成饱和溶液，多余薄荷油被滑石粉吸附除去，制备过程中使用滑石粉有帮助挥发油均匀分散在水中的作用。

（2）过滤用脱脂棉不宜过多，但应做成棉球塞住漏斗颈部。

（3）脱脂棉用水湿润后，反复过滤，不换滤材。

（4）本实验第二个处方中加入适量的聚山梨酯80以增加薄荷油在水中的溶解度。

（5）浓芳香水剂稀释后，做芳香水剂用。

**【思考题】**

（1）为什么要选用"精制的"滑石粉为分散剂？

（2）薄荷水的浓度为多少？为何处方量为0.2%？

（3）如何采用浓薄荷水配制薄荷水？

## （二）复方硼酸钠溶液（朵贝尔氏液）的制备

**【制剂处方】**

| | |
|---|---|
| 硼酸钠（硼砂） | 15 g |
| 碳酸氢钠 | 15 g |
| 液化苯酚 | 3 ml |
| 甘油 | 35 ml |
| 伊红 | 适量 |
| 纯化水 | 加至1000 ml |

**【仪器与材料】**

仪器：烧杯、量筒、玻璃棒、托盘天平等

材料：硼砂、碳酸氢钠、液态苯酚、甘油、伊红、纯化水

**【制备工艺】**

取硼砂、碳酸氢钠溶于适量水中，将液化苯酚溶于甘油后加入，放置半小时，待气泡停止后，加水至足量，并加适量伊红染色（着色剂）为淡红色，搅匀即得。

**【制剂质量检查与评价】**

本品为淡红色澄明液体，带有酚臭。

**【作用与用途】**

消毒防腐剂，适用于口腔炎、咽喉炎和扁桃体炎。口腔含漱。

**【分析与讨论】**

（1）硼砂不易溶解，可用热水加速溶解。

（2）碳酸氢钠在40 ℃以上易分解，故先用热纯化水溶解硼砂，放冷后再加入碳酸氢钠。

（3）液化苯酚加到甘油中分散后可减少其刺激性。

（4）本品中含有的甘油硼酸钠和液化苯酚均具有杀菌作用，甘油硼酸钠由硼酸、甘油及碳酸氢钠经化学反应生成，其化学反应式如下：

$$Na_2B_4O_7 \cdot 10H_2O + 4C_3H_5(OH)_3 \rightarrow 2C_3H_5(OH)NaBO_3 + 2C_3H_5(OH)HBO_3 + 13H_2O$$

$$C_3H_5(OH)HBO_3 + NaHCO_3 \rightarrow C_3H_5(OH)NaBO_3 + CO_2 + H_2O$$

【思考题】

（1）本品为何用伊红？

（2）本品起治疗作用的是哪些成分？

## （三）樟脑醑的制备

【制剂处方】

| | |
|---|---|
| 樟脑 | 100 g |
| 乙醇 | 加至1000 ml |

【仪器与材料】

仪器：量杯、玻璃棒、托盘天平等

材料：樟脑、乙醇

【制备工艺】

取樟脑加乙醇约800 ml溶解后，再加乙醇成1000 ml，滤过，搅匀即得。

【制剂质量检查与评价】

本品为无色澄明液体，有樟脑的特臭。

【作用与用途】

本品为局部刺激药。适用于神经痛、关节痛、肌肉痛及未破冻疮等。外用。

【分析与讨论】

（1）本品含醇量应为80%~87%。

（2）本品遇水易析出结晶，故滤材用乙醇湿润，所用器具应干燥。

【思考题】

向水中加樟脑醑会析出什么？采用什么方法？

## （四）单糖浆的制备

【制剂处方】

| | |
|---|---|
| 蔗糖 | 850 g |
| 纯化水 | 适量 |
| 共制 | 1000 ml |

【仪器与材料】

仪器：量杯、玻璃棒、玻璃漏斗、托盘天平等

材料：蔗糖、纯化水、蛋清

【制备工艺】

取纯化水450 ml，煮沸，加蔗糖，不断搅拌，溶解后放冷至40 ℃以下，加入1滴管蛋清搅匀，继续加热至100 ℃使溶液澄清，趁热用精制棉过滤，自滤器上加适量热纯化水，稀释至1000 ml，搅匀，即得。

【制剂质量检查与评价】

本品为无色或淡黄白色的黏稠液体；味甜；遇热易发酸变质。

【作用与用途】

本品含糖量为85%（g/ml）或65%（g/g），可用于制备其他含药糖浆，或作为口服液体制剂的矫味剂。也可作片剂、丸剂的黏合剂。作包糖衣物料时，浓度应为74%（g/g）左右。

【分析与讨论】

（1）制备时，加热温度不宜超过100 ℃，加热时间不宜过长，以防蔗糖焦化与转化，而影响产品质量。

（2）瓶塞洗净后应干热灭菌。趁热灌装时，应将密塞瓶倒置放冷后，再恢复直立，以防蒸汽冷凝成水珠存于瓶颈，致使糖浆发酵变质。

（3）本品应密封，在30 ℃以下避光保存。

（4）加热不仅能加速蔗糖溶解，尚可杀灭蔗糖中微生物、凝固蛋白，使糖浆易于保存。

【思考题】

（1）单糖浆配制时应注意哪些方面？

（2）为什么单糖浆中不用加防腐剂？

（3）用热溶法制备单糖浆有什么优点？

（4）加入蛋清的目的是什么？

（五）橙皮糖浆的制备

【制剂处方】

| | |
|---|---|
| 橙皮酊 | 50 ml |
| 柠檬酸 | 5 g |
| 单糖浆 | 加至1000 ml |

【仪器与材料】

仪器：量杯、玻璃棒、托盘天平等

材料：橙皮酊、柠檬酸、单糖浆

【制备工艺】

取柠檬酸直接溶于橙皮酊中可得澄明溶液，加单糖浆加至足量，搅匀，即得。

【制剂质量检查与评价】

本品为淡黄色黏稠液体，味甜。

【作用与用途】

芳香矫味剂。

【分析与讨论】

（1）用冷溶法制备，可把单糖浆先配好，避免橙皮酊损失。

（2）本品产生松节油臭或混浊时，不能再用。

【思考题】

（1）能用热溶法配制橙皮糖浆吗？

（2）橙皮糖浆不能与碱性药物配伍，为什么？

（六）消毒酒精的制备

用乙醇配制消毒酒精100 ml，如何配制？配置后，用酒精计测乙醇含量，作比较。

【仪器与材料】

仪器：量杯、玻璃棒、酒精计

材料：95%乙醇、纯化水

【制剂质量检查与评价】

本品为无色澄明液体，味刺鼻。

【作用与用途】

主要消毒伤口。

【分析与讨论】

70%~75%的乙醇用于消毒。这是因为过高浓度的乙醇会在细菌表面形成一层保护膜，阻止其进入细菌体内，难以将细菌彻底杀死。若乙醇浓度过低，虽可进入细菌，但不能将其体内的蛋白质凝固，同样也不能将细菌彻底杀死。

【思考题】

用乙醇配制消毒酒精250 ml，应取乙醇多少毫升？加水多少毫升？（水是可以计算，不实用，为什么？）

## 四、制剂质量检查与评价

### 1. 真溶液型液体药剂质量要求

（1）真溶液型液体药剂外观澄明。

（2）芳香水剂应具有与原药物相同的气味，不得有异臭、沉淀或杂质。

（3）糖浆剂含糖量应符合规定，药剂应澄清，含药材提取物的糖浆剂，允许有少量轻摇即可分散的沉淀；如有必要时加入适量的乙醇、甘油或多元醇作稳定剂，以防止沉淀的产生。

（4）糖浆剂在贮存期间不得有酸败、异臭、产生气体或其他变质现象。

（5）如需添加着色剂，其品种和用量应符合有关规定，并注意避免对检验产生干扰。

### 2. 检查结果　将本次实验质量检查结果填入表6-1中。

表6-1　溶液型液体制剂外观性状

| 组别 | 外观性状 |
| --- | --- |
| 薄荷水 | |
| 朵贝尔溶液 | |
| 樟脑醑 | |
| 单糖浆 | |
| 橙皮糖浆 | |
| 消毒酒精 | |

由表6-1的结果进行讨论：

（1）分析并讨论实验结果，总结制备时应注意的问题。

（2）根据实验结果，总结出真溶液型液体制剂的特点。

## 五、制剂技能考核评标准

| 测试项目 | 技能要求 | 分数 |
| --- | --- | --- |
| 实训准备 | 着装整洁，卫生习惯好，熟悉实验内容、相关知识，正确选择所需的材料及设备，正确洗涤 | 5 |
| 实训记录 | 能够正确、及时记录实验现象、数据 | 10 |

续表

| 测试项目 | 技能要求 | 分数 |
|---|---|---|
| 实训操作 | 按照实际操作计算处方中的药物用量，正确称量药物<br>能够按照试验步骤正确进行实验操作及仪器使用 | 10 |
| | 薄荷水：<br>（1）药物的加入方法规范<br>（2）溶解法制备芳香水剂的基本操作规范 | 50 |
| | 朵贝尔溶液：<br>（1）取硼砂加热溶解，稍冷加碳酸氢钠<br>（2）液化酚溶于甘油加入到上述溶液中，放置半小时，待气泡停止后<br>（3）加适量伊红为淡红色，定容 | |
| | 樟脑醑：<br>（1）实验中使用的容器是否干燥<br>（2）滤过及自滤器上添加乙醇 | |
| | 单糖浆：<br>（1）制备的基本操作<br>（2）滤过及自滤器上添加热纯化水 | |
| | 橙皮糖浆：制备的基本操作 | |
| | 消毒酒精：制备的基本操作 | |
| 成品质量 | 薄荷水：无色澄明，有薄荷香气 | 10 |
| | 朵贝尔溶液：红色澄明液体，红色示外用 | |
| | 樟脑醑：无色澄明液体 | |
| | 单糖浆：无色或淡黄色的澄清稠厚液体 | |
| | 橙皮糖浆：淡黄色澄清黏稠液体 | |
| | 消毒酒精：无色澄明液体 | |
| 清场 | 按要求清洁仪器设备、实验台，摆放好所用药品 | 5 |
| 实训报告 | 内容完整、真实、书写工整 | 10 |
| 合计 | | 100 |

（马　潋　林凤云）

# 实训七　胶体制剂的制备

## 一、实训目的

1. **掌握**　胶体制剂的概念、特点；胶体制剂的溶解特性和制备方法；胶体制剂与真溶液型液体药剂的区别。
2. **熟悉**　胶体制剂的质量评定方法。

## 二、实训指导

胶体制剂按分散系统分类，包括两类：一类属于分子（或离子）分散体系的高分子溶液。如羧甲基纤维素钠、西黄蓍胶、阿拉伯胶、琼脂、白芨胶等胶浆剂，以及胃蛋白酶、明胶等蛋白质溶液，另一类属于微粒（多分子聚集体）分散体系的胶体溶液。如氧化银溶胶、氢氧化铁溶胶以及由表面活性剂作增溶剂的某些溶液（如甲酚皂溶液）等。

由于胶体质点介于真溶液与混悬剂二者之间，所以胶体溶液既具有溶液的某些性质，又具有混悬剂的部分性质；但胶体溶液既不同于真溶液，也不同于混悬剂，它有其独特的性质。

胶体溶液型液体药剂的溶剂大多数是水，但也有乙醇、乙醚、丙酮等非水溶剂。按胶体与溶剂之间亲和力不同，胶体可分亲液（或亲水）胶体和疏液（或疏水）胶体。常用的多为亲水胶体溶液。

1. **亲水胶体溶液的制备方法**　亲水胶体溶液系指一些分子量大的（高分子）药物以分子状态分散于溶剂中形成的均相溶液，又称高分子溶液。亲水胶体的制备与真溶液的制备基本相同，制备流程如下。

称量 → 有限溶胀 → 无限溶胀 → 混合 → 定容 → 混合均匀

溶解时要经过溶胀过程。宜将胶体粉末分次撒在液面上，使其充分吸水自然膨胀而胶溶；或将胶体粉末置于干燥容器内，先加少量乙醇或甘油使其均匀润湿，然后加大量水振摇或搅拌使之胶溶。如直接将水加到粉末中，往往黏结成团，使水难以透入团块中心，以致长时间不能制成均匀的胶体溶液。操作时应加注意。片状、块状原料（如明胶等），应加少量水放置，令其充分吸水膨胀，然后于水浴（60 ℃左右）加热使溶。

处方中需要加入电解质或高浓度醇、糖浆、甘油等具有脱水作用的液体时，应用溶剂稀释后再加入，且用量不宜过大。

胶体溶液如需滤过时，所用的滤材应与胶体溶液荷电性相同。最好选用不带电荷的滤器，以免凝聚。胶体溶液以新鲜配制为佳，以免发生陈化现象或污染微生物。必要时可加适宜的防腐剂，以增加制剂的稳定性。

**2. 高分子溶液剂生产情况介绍**

（1）生产岗位　胶体制剂的生产岗位有配液岗位、质检岗位、包装岗位，对应的工种为胶体制剂的配液工、质检工、包装工。

（2）生产设备　胶体制剂生产设备有胶体磨（图7-1）、超声分散仪（图7-2）、液体输送设备等。

图7-1　立式胶体磨

图7-2　超声波分散仪

## 三、实验内容

### （一）胃蛋白酶合剂的制备

**【制剂处方】**

| | |
|---|---|
| 胃蛋白酶（1∶3000） | 20 g |
| 稀盐酸 | 20 ml |
| 橙皮酊 | 50 ml |

| 单糖浆 | 100 ml |
| 苯甲酸 | 2 g |
| 纯化水 | 加至 1000 ml |

**【仪器与材料】**

仪器：烧杯、量筒、玻璃棒、托盘天平等

材料：胃蛋白酶、橙皮酊、稀盐酸、单糖浆、苯甲酸、纯化水

**【制备工艺】**

取苯甲酸溶于橙皮酊后，缓缓加入约 800 ml 水中，搅匀，并加入糖浆和稀盐酸，搅匀，再将胃蛋白酶撒布在液面上，令其自然浸透后，轻轻搅拌使溶解，加水至足量，搅匀，即得。

**【制剂质量检查与评价】**

本品为淡黄色透明溶液，有橙皮芳香气。

**【作用与用途】**

本品能够助消化，消化蛋白质。用于缺乏胃蛋白酶或病后消化机能减退引起的消化不良症。

**【分析与讨论】**

（1）胃蛋白酶活性要求在 pH 1.5~2.5 之间，过高或过低都降低活性或完全失活。故配制时稀盐酸一定要先稀释。

（2）胃蛋白酶为胶体物质，溶解时，应撒布于液面，使其充分吸水膨胀，再缓缓搅匀，温度过高（40 ℃左右）也易失活，故不宜用热水。

（3）本品在贮存中受多种因素影响，易降低或消失活性，不宜久贮，不宜大量配制，不宜剧烈振摇。

（4）本处方所用胃蛋白酶消化力为 1：3000，若用其他规格的应进行折算。本品系助消化药。胃蛋白酶为一种消化酶，能使蛋白质分解为蛋白胨。因其消化力以 pH 1.5~2.5 时最强，故常与稀盐酸配伍应用。橙皮酊为芳香性苦味健胃药，既是芳香矫味剂又有一定的健胃作用。单糖浆为矫味剂。

**【思考题】**

（1）制备胃蛋白酶合剂时，为什么要将胃蛋白酶撒在液面上，令其自然膨胀溶解？

（2）胃蛋白酶的活性与哪些因素有关？

## （二）心电图导电胶的制备

**【制剂处方】**

| | |
|---|---|
| 氯化钠 | 180 g |
| 淀粉 | 100 g |
| 甘油 | 200 g |
| 5%羟苯乙酯溶液 | 6 ml |
| 纯化水 | 加至1000 ml |

**【仪器与材料】**

仪器：烧杯、量筒、玻璃棒、酒精灯、托盘天平等

材料：氯化钠、淀粉、甘油、5%羟苯乙酯溶液、纯化水

**【制备工艺】**

取氯化钠溶于适量纯化水中，再加入5%羟苯乙酯溶液，加热至沸。另取淀粉用少量纯化水调匀，将上述沸腾的氯化钠溶液趁热缓缓加入淀粉中，使成糊状。再加入甘油，加纯化水至全量，搅匀即得。

**【制剂质量检查与评价】**

本品为具有流动性的无色黏稠液体。

**【作用与用途】**

本品主要用于心电图及脑电图检查时电极导电用。

**【讨论与分析】**

（1）本品为胶体制剂，水分含量较多，容易染菌变质，一般应加入防腐剂或少量配制，及时使用。

（2）淀粉为高分子物质，应先用冷水调匀，再采用冲浆法加入沸腾氯化钠溶液搅拌至糊状。水温不宜太低，否则淀粉不易糊化。

（3）由于淀粉糊的黏度随温度改变有变化，因此在冬、夏可以酌情调整用量，以维持恰当的延展性。

（4）有的心电图导电胶也可采用羧甲基纤维素钠代替淀粉。

**【思考题】**

（1）本品在贮藏过程中有什么注意事项？

## （三）甲酚皂溶液的制备

**【制剂处方】**

| | |
|---|---|
| 甲酚 | 500 ml |
| 植物油 | 173 g |
| 氢氧化钠 | 27 g |
| 纯化水 | 加至 1000 ml |

**【仪器与材料】**

仪器：烧杯、量筒、玻璃棒、酒精灯、托盘天平等

材料：甲酚、植物油、氢氧化钠、纯化水

**【制备工艺】**

取氢氧化钠加水 100 ml 溶解后，加植物油于水浴上加热至皂化完全，取溶液 1 滴加水 9 滴无油滴析出，即为皂化完全，趁热加入甲酚搅拌使溶解澄清，再加水至量。

**【制剂质量检查与评价】**

本品为黄棕色至红棕色的黏稠液体，带有甲酚臭气。

**【作用与用途】**

本品有杀菌作用，主要用于手、器械、环境消毒及处理排泄物。

**【讨论与分析】**

（1）处方中生成的钠皂可用钾皂代替。

（2）皂化过程中可加少量乙醇以加速皂化反应进行。

**【思考题】**

（1）何谓增溶？以该处为例说明增溶机理？

（2）写出皂化化学反应式，加速皂化反应的方法有哪些？

## 四、制剂质量检查与评价

本次实验质量检查结果记录如表 7-1。

表 7-1　胶体制剂外观性状

| 组别 | 外观性状 |
|---|---|
| 胃蛋白酶合剂 | |
| 心电图导电胶 | |
| 甲酚皂溶液 | |

根据上表结果进行讨论：

（1）分析并讨论实验结果，总结制备时应注意的问题。

（2）根据实验结果，总结出亲水胶体溶液的特点。

## 五、制剂技能考核评标准

| 测试项目 | 评分细则 | 分数 |
|---|---|---|
| 实训准备 | 着装整洁，卫生习惯好，熟悉实验内容、相关知识，正确选择所需的材料及设备，正确洗涤 | 5 |
| 实训记录 | 能够正确、及时记录实验现象、数据 | 10 |
| 实训操作 | 按照实际操作计算处方中的药物用量，正确称量药物<br>能够按照试验步骤正确进行实验操作及仪器使用 | 10 |
| 实训操作 | 胃蛋白酶合剂：<br>（1）取纯化水适量加稀盐酸、单糖浆，搅匀。不宜用热水配制（或加热），不宜剧烈搅拌<br>（2）将胃蛋白酶撒在液面上，待其自然膨胀溶解<br>（3）性状及外观<br>甲酚皂溶液：<br>（1）氢氧化钠加水溶解后，加植物油于水溶上加热至皂化完全<br>（2）皂化是否完全<br>（3）性状与外观 | 50 |
| 成品质量 | 胃蛋白酶合剂：微黄色胶体溶液，有橙皮芳香气，味酸甜<br>甲酚皂溶液：黄棕色至红棕色的黏稠液体，带有甲酚臭气 | 10 |
| 清场 | 按要求清洁仪器设备、实验台，摆放好所用药品 | 5 |
| 实训报告 | 内容完整、真实、书写工整 | 10 |
| 合计 | | 100 |

（韦丽佳　林凤云）

# 实训八　混悬剂的制备

## 一、实训目的

1. **掌握**　混悬型液体药剂的概念、特点、稳定性要求及一般制备方法。
2. **熟悉**　混悬液型液体药剂中稳定剂的类型；混悬液型液体药剂的质量评定方法。

## 二、实训指导

混悬液型液体药剂（通常称为混悬剂）系指难溶性固体药物以微粒状态分散于液体分散介质中形成的非均相液体药剂，属于粗分散体系。分散质点一般在0.1~10 μm之间，但有的可达50 μm或更大。分散介质多为水，也可用植物油。优良的混悬剂其药物颗粒应细微、分散均匀、沉降缓慢；沉降后的微粒不结块，稍加振摇即能均匀分散；黏度适宜，易倾倒，且不沾瓶壁。

由于重力的作用，混悬剂中微粒在静置时会发生沉降。为使微粒沉降缓慢，应选用颗粒细小的药物以及加入助悬剂增加分散介质的黏度。此外，还可采用加润湿剂（表面活性剂）、絮凝剂、反絮凝剂的方法来增加混悬剂的稳定性。

混悬剂的制备方法（图8-1）有分散法和凝聚法，其中凝聚法又分为化学凝聚法和物理凝聚法。其中最常用的是分散法。

物理凝聚：改变分散介质性质　　　　　机械分散：胶体磨、乳匀机、乳钵
化学凝聚：借助化学反应制备　　　　　超声波分散：20000 Hz以上超声波

凝聚法　　　分散法

0.1~10 μm

**图8-1　混悬剂的制备方法**

### 1. 分散法制备混悬剂一般流程

药物的称量与粉碎　→　药物润湿与分散　→　混悬剂

（1）药物的称量与粉碎　根据药物量的多少，选用正确的衡器。固体药物一般要粉碎、过筛，小量制备用乳钵，大量用胶体磨。

（2）润湿与分散　亲水性药物采用加液研磨法，成糊状后再加处方中剩余液体至全量，研磨均匀。疏水性药物必须先加润湿剂与其共研，在加分散介质直至全量研匀。

**2. 注意事项**

①处方中有共熔物时宜先共熔后加入；②处方中有盐类药物时，要先配成稀溶液后加入；③处方中有与分散介质不同性质的液体药物应缓慢研磨下加入；④润湿剂一般要与固体药物混合；⑤助悬剂要先配成一定浓度的稠厚液，再加入混合；⑥絮凝剂和反絮凝剂配成稀溶液后加入混合。⑦用改变溶剂性质析出沉淀的方法制备混悬剂时，应将醇性制剂（如酊剂、醑剂、流浸膏剂）以细流缓缓加入水性溶液中，并快速搅拌；⑧药瓶不宜盛装太满，应留适当空间以便于用前摇匀。并应加贴印有"用前摇匀"或"服前摇匀"字样的标签。

**3. 混悬剂生产情况介绍**

（1）生产岗位　混悬剂的生产岗位有配液岗位、灌封岗位、质检岗位、包装岗位，对应的工种为液体制剂配液工、灌封工、质检工、包装工。

（2）生产设备　分散法制备混悬剂的设备（图8-2）有胶体磨、乳匀机、超声波乳化仪等。

| 分体式胶体磨 | 高压乳匀机 | 超声波乳化分散仪 |

**图8-2　常见混悬剂生产设备**

## 三、实训内容

### （一）炉甘石洗剂的制备

**【制剂处方】**

炉甘石　　　　　　　　　　　　150 g

| 氧化锌 | 50 g |
| 甘油 | 50 ml |
| 羧甲基纤维素钠 | 2.5 g |
| 纯化水 | 适量 |
| 共制 | 1000 ml |

**【制备工艺】**

（1）分别称取炉甘石、氧化锌于乳钵内研磨均匀，过筛。

（2）量取甘油，与炉甘石、氧化锌混合，并加入适量纯化水共研成糊状。

（3）称取羧甲基纤维素钠，加适量纯化水溶解后，分次加入上述糊状液中，随加随研。

（4）研匀后，再加纯化水使成 1000 ml，搅匀，即得。

**【作用与用途】**

保护皮肤、收敛、消炎。用于皮肤炎症，如丘疹、亚急性皮炎、湿疹、荨麻疹。

**【分析与讨论】**

（1）氧化锌有重质和轻质两种，以选用轻质的为好。

（2）炉甘石与氧化锌均为不溶于水的亲水性的药物，能被水润湿。故先加入甘油和少量水研磨成糊状，再与羧甲基纤维素钠水溶液混合，使微粒周围形成水化膜以阻碍微粒的聚合，振摇时易再分散。加水量以能研成糊状为宜。

（3）炉甘石用前与氧化锌混合过 100 目筛。

（4）本处方可加入三氯化铝作絮凝剂或加入柠檬酸钠作反絮凝剂。

**【思考题】**

（1）影响混悬剂稳定性的因素有哪些？

（2）优良的混悬剂应达到哪些质量要求？

（3）混悬剂的制备方法有哪几种？

## （二）复方硫黄洗剂的制备

**【制剂处方】**

| 硫酸锌 | 30 g |
| 沉降硫 | 30 g |
| 樟脑醑 | 250 ml |

| | |
|---|---|
| 甘油 | 100 ml |
| 羧甲基纤维素钠 | 5 g |
| 纯化水 | 适量 |
| 共制 | 1000 ml |

**【制备工艺】**

（1）称取羧甲基纤维素钠，加适量的纯化水，迅速搅拌，使成胶浆状。

（2）称取沉降硫置于乳钵中，分次加入甘油研至细腻后，与前者混合。

（3）称取硫酸锌溶于200 ml纯化水中，滤过，将滤液缓缓加入上述混合液中。

（4）将樟脑醑在研磨下缓缓加入，研匀。

（5）加纯化水至1000 ml，搅匀，即得。

**【作用与用途】**

保护皮肤、抑制皮脂分泌、轻度杀菌与收敛。用于干性皮脂溢出症、痤疮等。

**【分析与讨论】**

（1）药用硫黄因加工处理的方法不同，分为精制硫、沉降硫、升华硫。其中以沉降硫的颗粒最细，易制成细腻而易于分散的成品，故选用沉降硫为佳。

（2）硫为强疏水性物质，颗粒表面易吸附空气而形成气膜，故易集聚浮于液面，应先以甘油研磨，使其充分润湿后再与其他液体研和，利于硫黄的分散。

（3）樟脑醑应以细流缓缓加入混合液中，并快速搅拌，以免析出颗粒较大的樟脑。

（4）羧甲基纤维素钠可增加分散介质的黏度，并能吸附在微粒周围形成保护膜，而使本品趋于稳定。

（5）本品禁用软肥皂，因它可与硫酸锌生成不溶性的二价皂。

**【思考题】**

（1）复方硫洗剂采取了哪些措施增加稳定性？

（2）制备复方硫洗剂时，加入樟脑醑时有什么现象，分析原因？

（三）白色洗剂

**【制剂处方】**

| | |
|---|---|
| 硫酸锌 | 45 g |
| 氢氧化钾 | 30 g |
| 升华硫 | 20 g |

| | |
|---|---|
| 乙醇（20%） | 50 ml |
| 纯化水 | 适量 |
| 共制 | 1000 ml |

**【制备工艺】**

（1）取硫酸锌溶于约400 ml纯化水中。

（2）取氢氧化钾，加入20%乙醇，使溶解。

（3）将升华硫分次加入氢氧化钾乙醇溶液，充分搅拌，煮沸5~10分钟，加纯化水400 ml。

（4）将上述溶液缓缓加入硫酸锌溶液中，随加随搅。

（5）加纯化水使成1000 ml，搅匀，分装，即得。

**【作用与用途】**

用于脂溢性皮炎、痤疮、疥疮等。

**【分析与讨论】**

（1）氢氧化钾与升华硫在乙醇的参与下反应生成新鲜的含硫钾，含硫钾与硫酸锌作用生成硫酸钾、硫化锌及胶体硫的白色混悬液。其配制过程的主要化学反应为：

$$6KOH+8S \rightarrow 2K_2S_3+ K_2S_2O_3+3H_2O$$

$$ZnSO_4+ K_2S_3 \rightarrow K_2SO_4+ZnS \downarrow +2S \downarrow$$

（2）准确掌握氢氧化钾的称量，检测成品的pH。化学反应结果显示：6 mol KOH与8 mol S反应可生成2 mol $K_2S_3$（棕色）。市售KOH含钾量≥80%，含量波动范围较大，故称量前需先测定KOH含量，再确定其实际用量。若称量过多，造成KOH剩余，使制品碱性增高，增加对皮肤的刺激性；反之，则会造成含硫钾生成不足，造成制品含量偏低。因此，应注意检测制成品的pH。将其控制在7.8左右。若pH>7.8，可用稀盐酸调整。

（3）含硫钾要现配现用。因含硫钾性质不稳定，存放时易吸收空气中的水分和二氧化碳，使其由原来的硫化物转变成亚硫酸盐。颜色由棕色变为灰黑色，质地由硬变松碎，不宜再作药用。所以含硫钾应采用现配的新鲜品。

（4）分次加入升华硫。乙醇催化氢氧化钾与升华硫的反应，该反应是一个放热的过程。由于乙醇经加热至沸腾，在加入升华硫时会造成乙醇外逸引起着火，所以在加入升华硫时应分次加入，不可一次加完，避免燃烧。

（5）本品为乳白色或微黄色的混悬液；有硫的特臭。

（6）注意自我防护。由于氢氧化钾碱性较强，具有腐蚀性，因此在其称量时应避免直接接触皮肤。若因不慎接触刺激皮肤，应立即用稀盐酸液冲洗。另外，在化学反应过程中会释放出有害气体，对眼、鼻、喉等均有较强的刺激作用。故配制过程中应戴口罩，避免吸入。

（7）严格遵守操作规程。为确保制成品质量，新配制的含硫钾液在加入硫酸锌液之前，必须尽可能加水稀释，含硫钾液加入硫酸锌液中应慢加快搅，以使生成物微粒细小均匀。

**【思考题】**

（1）比较炉甘石洗剂、复方硫洗剂和白色洗剂的制备方法有何不同？

（2）为了使形成的硫微粒细小均匀，本实验采取了哪些措施？

### （四）棕色合剂（复方甘草合剂）的制备

**【制剂处方】**

| | |
|---|---|
| 甘草流浸膏 | 120 ml |
| 复方樟脑酊 | 120 ml |
| 甘油 | 120 ml |
| 酒石酸锑钾 | 0.24 g |
| 纯化水 | 加至1000 ml |

**【制备工艺】**

取500 ml纯化水，加入甘油、酒石酸锑钾，加快搅入甘油流浸膏、复方樟脑酊，不断搅拌，使析出的颗粒尽可能小，加水至全量。

**【制剂质量检查与评价】**

本品为棕色或棕黑色液体；有香气，味甜。

**【作用与用途】**

本品具有镇咳、祛痰作用。常用于一般性咳嗽及上呼吸道感染性咳嗽的治疗。

**【分析与讨论】**

（1）处方中含甘草流浸膏（末梢性镇咳药）、复方樟脑酊（中枢性镇咳药）、酒石酸锑钾起恶心性祛痰作用，具有良好的促进支气管黏液分泌作用，可稀释痰液，使痰液容易咳出。

（2）由于酒石酸锑钾具毒性，虽在处方中含量较少，但目前已不再常用。

【思考题】

本品按分散系统进行分类，属于哪种类型？为什么？

## 四、制剂质量检查与评价

### （一）沉降体积比的测定

将炉甘石洗剂、复方硫洗剂和白色洗剂，分别倒入有刻度的具塞量筒中，密塞，用力振摇1分钟混悬液的开始高度 $H_0$，并放置，按表8-1所规定的时间测定沉降物的高度 $H$，按式（沉降体积比 $F=H/H_0$）计算各个放置时间的沉降体积比，记入表中。沉降体积比在0~1之间，其数值愈大，混悬剂愈稳定。

表8-1　2小时内的沉降体积比（$H/H_0$）

| 时间（分钟） | 炉甘石洗剂 | 复方硫洗剂 | 白色洗剂 |
| --- | --- | --- | --- |
| 5 | | | |
| 15 | | | |
| 30 | | | |
| 60 | | | |
| 120 | | | |

### （二）重新分散试验

将上述分别装有炉甘石洗剂、复方硫洗剂和白色洗剂的具塞量筒放置一定时间（48小时或1周后，也可依条件而定），使其沉降，然后将具塞量筒倒置翻转（一反一正为一次），并将筒底沉降物重新分散所需翻转的次数记于表8-2中。所需翻转的次数愈少，则混悬剂重新分散性愈好。若始终未能分散，表示结块亦应记录。

表8-2　重新分散试验数据

| | 炉甘石洗剂 | 复方硫洗剂 | 白色洗剂 |
| --- | --- | --- | --- |
| 重新分散翻转次数 | | | |

## 五、制剂技能考核评价标准

| 测试项目 | 技能要求 | 分值 |
| --- | --- | --- |
| 实训准备 | 着装整洁，卫生习惯好<br>实验内容、相关知识，正确选择所需的材料及设备，正确洗涤 | 5 |

续表

| 测试项目 | 技能要求 | 分值 |
|---|---|---|
| 实训记录 | 正确、及时记录实验的现象、数据 | 10 |
| 实训操作 | 按照实际操作计算处方中的药物用量，正确称量药物<br>按照实验步骤正确进行实验操作及仪器使用，按时完成 | 10 |
| 实训操作 | 炉甘石洗剂：（30分钟）<br>（1）炉甘石、氧化锌于乳钵内研磨均匀<br>（2）甘油、炉甘石、氧化锌与适量纯化水共研成糊状<br>（3）羧甲基纤维素钠配成胶浆，分次加入糊状液中，随加随研<br>（4）定容，搅匀<br><br>复方硫黄洗剂：（30分钟）<br>（1）羧甲基纤维素钠制成胶浆<br>（2）沉降硫分次加入甘油研至细腻后加入胶浆<br>（3）硫酸锌溶于水中，滤过，滤液加入混合物中<br>（4）樟脑醑在研磨下缓缓加入<br>（5）定容，搅匀<br><br>白色洗剂：（30分钟）<br>（1）硫酸锌溶于纯化水中<br>（2）氢氧化钾溶于20%乙醇<br>（3）升华硫分次加入氢氧化钾溶液，搅拌后煮沸5~10分钟，加水<br>（4）将上述溶液缓缓加入硫酸锌溶液中，随加随搅；<br>（5）定容，搅匀<br><br>复方甘草合剂：（30分钟）<br>（1）甘油、酒石酸锑钾溶于水中加水至全量。<br>（2）慢加快搅加入甘油流浸膏、复方樟脑酊<br>（3）不断搅拌，使析出的颗粒尽可能小<br>（4）定容，搅匀 | 50 |
| 成品质量 | 炉甘石洗剂：粉色混悬液，放置后可沉淀，但振摇后即成均匀的混悬液<br>复方硫黄洗剂：黄色混悬液体，有硫、樟脑的特臭；颗粒沉降缓慢，不析出樟脑大颗粒<br>白色洗剂：乳白色或微黄色的混悬液；有硫的特臭<br>复方甘草合剂：棕色或棕黑色液体；有香气，味甜 | 10 |
| 清场 | 按要求清洁仪器设备、实验台，摆放好所用药品 | 5 |
| 实训报告 | 实验报告工整，项目齐全，结论准确，并能针对结果进行分析讨论 | 10 |
| 合计 | | 100 |

（韦丽佳　王　双）

# 实训九　乳剂的制备

## 一、实训目的

1. **掌握**　乳剂的一般制备方法；乳剂类型的鉴别方法、不同方法制备乳剂的液滴粒度大小、均匀度及其稳定性。

2. **了解**　乳浊液型液体药剂的概念、特点、类型和稳定性要求。

## 二、实训指导

乳浊液型液体药剂也称乳剂，系指两种互不相溶的液体混合，其中一种液体以液滴状态分散于另一种液体中形成的非均相分散体系。形成液滴的一相称为内相、不连续相或分散相；而包在液滴外面的一相则称为外相、连续相或分散介质。分散相的直径一般在0.1~10 μm之间。乳剂属热力学不稳定体系，须加入乳化剂使其稳定。乳剂可供内服、外用，经灭菌或无菌操作法制备的乳剂，也可供注射用。

乳剂因内、外相不同，分为O/W型和W/O型等类型，可用稀释法和染色镜检等方法进行鉴别。

1. **乳剂制备方法**　通常小量制备时，可在乳钵中研磨制得或在瓶中振摇制得，如以阿拉伯胶作乳化剂，常采用干胶法和湿胶法。也可采用新生皂法制备乳剂。工厂大量生产多采用乳匀机、高速搅拌器、胶体磨制备（图9-1、9-2、9-3、9-4）。

图9-1　干胶法制备乳剂的工艺流程图

图9-2 湿胶法制备乳剂的工艺流程图

图9-3 新生皂法制备乳剂的工艺流程图

图9-4 机械法制备乳剂的工艺流程图

**2. 乳剂生产情况介绍**

（1）生产岗位 乳剂的生产岗位有配液岗位、灌封岗位、质检岗位、包装岗位，对应的工种为乳剂配液工、灌封工、质检工、包装工。

（2）生产设备 乳剂生产设备有高速搅拌机、乳化机、胶体磨、乳匀机、储液罐、液体输送设备等（图9-5）。

高速搅拌机　　　　　　　　　　高速剪切乳化机

图9-5 乳剂常用生产设备

## 三、实训内容

### （一）鱼肝油乳的制备

**【制剂处方】**

| | |
|---|---|
| 鱼肝油 | 500 ml |
| 阿拉伯胶（细粉） | 125 g |
| 西黄蓍胶（细粉） | 7 g |
| 纯化水 | 加至 1000 ml |

**【制备工艺】**

（1）干胶法　按油∶水∶胶（4∶2∶1）比例，将鱼肝油与阿拉伯胶和西黄蓍胶轻轻混合均匀，形成均匀的混合液，一次性加入比例量的水，用力沿同一个方向迅速研磨，直至稠厚的乳白色初乳生成为止（有劈裂声），再加水稀释至足量，研匀，即得。

（2）湿胶法　按油∶水∶胶（4∶2∶1）比例，将阿拉伯胶与水先研成胶浆，再加入西黄蓍胶粉形成胶浆，然后将鱼肝油分次加入胶浆中，并边加边沿同一方向迅速研磨至初乳生成。再加水稀释至足量，研匀，即得。

**【作用与用途】**

本品用于预防和治疗成人维生素 A 和维生素 D 缺乏症，如夜盲症、眼干燥症、角膜软化症、佝偻病、软骨病等。

**【分析与讨论】**

（1）本制剂以阿拉伯胶为乳化剂，制成的乳剂为 O/W 型乳剂。

（2）干胶法中按油∶水∶胶（4∶2∶1）比例，一次加水，迅速沿一个方向研磨，加水量不足或过慢易使乳剂转相，形成 W/O 型乳剂，较难转化成 O/W 型乳剂，且易破裂。

（3）干胶法应选用干燥乳钵，量器分开。

（4）湿胶法所用的胶浆（水∶胶 =2∶1）应提前制好，备用。

（5）乳剂制备必须先制成初乳后，方可加水稀释。

（6）选用粗糙乳钵，杵棒头与乳钵底接触好。

（7）可加矫味剂及防腐剂。

**【思考题】**

（1）分析本处方是什么类型的乳剂？

（2）干法与湿法比较，哪个效果好，其操作要点如何？

（3）有哪些方法可以判断乳剂的类型？

（二）石灰尘搽剂的制备

**【制剂处方】**

氢氧化钙溶液　　　　50 ml

花生油　　　　　　　50 ml

**【制备工艺】**

按处方量量取花生油和氢氧化钙溶液置乳钵中，研磨，即得。

**【作用与用途】**

本品用于轻度烫伤，具有收敛、止痛、润滑、保护等作用。

**【分析与讨论】**

（1）本品为W/O型乳浊液。

（2）本品制备方法为新生皂法，乳化剂为氢氧化钙与花生油中所含的少量游离脂肪酸经皂化反应生成的钙皂。

（3）花生油可用其他植物油代替，用前应以干热灭菌法灭菌。氢氧化钙为饱和溶液。

**【思考题】**

（1）石灰搽剂用振摇法即能乳化，说明了什么问题？

（2）乳剂的类型是根据什么确定的？

（3）石灰搽剂制备的原理是什么？

## 四、制剂质量检查与评价

**1. 观察乳剂外观性状**　观察鱼肝油乳、石灰搽剂的外观性状，并将结果记录于表9-1中。

表9-1　乳剂的外观性状观察结果

| 组别 | 外观性状 |
| --- | --- |
| 鱼肝油乳（干胶法） | |
| 鱼肝油乳（湿胶法） | |
| 石灰搽剂 | |

根据上表的结果进行讨论：

（1）分析并讨论实验结果，总结制备时应注意的问题。判断乳剂类型。

（2）根据实验结果，总结O/W和W/O型乳剂的外观特点。

**2. 乳剂类型鉴别**

（1）**染色法**　将上述两种乳剂涂在载玻片上，加油溶性苏丹红染色，镜下观察。另用水溶性亚甲蓝染色，同样镜检，判断乳剂的类型。将实训结果记录于表9-2中。

（2）**稀释法**　取试管两支，分别加入液状石蜡乳剂和石灰搽剂各一滴，加水约5 ml，振摇或翻转数次。观察是否能混匀，并根据实训结果判断乳剂类型 。

**【注意事项】**

染色法所用检品及试剂，用量不宜过多，以防污染或腐蚀显微镜。

表9-2　乳剂类型鉴别结果

| | 鱼肝油乳 | | 石灰搽剂 | |
| --- | --- | --- | --- | --- |
| | 内相 | 外相 | 内相 | 外相 |
| 苏丹红 | | | | |
| 亚甲蓝 | | | | |
| 乳剂类型 | | | | |

## 五、制剂技能考核评价标准

| 测试项目 | 技能要求 | 分值 |
| --- | --- | --- |
| 实训准备 | 着装整洁，卫生习惯好<br>熟悉实验内容、相关知识，正确选择所需的材料及设备，正确洗涤 | 5 |
| 实训记录 | 正确、及时记录实验的现象、数据 | 10 |
| | 按照实际操作计算处方中的药物用量，正确称量药物<br>按照实验步骤正确进行实验操作及仪器使用，按时完成 | 10 |
| 实训操作 | 干胶法制备鱼肝油乳：（30分钟）<br>（1）按油：胶=4：1比例，将鱼肝油与阿拉伯胶和西黄芪胶混合均匀<br>（2）一次加入比例量的水<br>（3）用力沿一个方向迅速研磨，至稠厚的乳白色初乳生成为止<br>（4）加水稀释研磨至足量<br><br>湿胶法制备鱼肝油乳：（30分钟）<br>（1）按水：胶=2：1比例将阿拉伯胶与西黄芪胶制成胶浆<br>（2）鱼肝油分次加入胶浆中<br>（3）边加边沿同一方向迅速研磨至初乳生成<br>（4）加水稀释至足量，研匀<br><br>石灰搽剂：（15分钟）<br>取两种药物在乳钵中混合，沿一个方向不断研磨 | 50 |

续表

| 测试项目 | 技能要求 | 分值 |
|---|---|---|
| 成品质量 | 鱼肝油乳（干胶法）：乳白色或微黄色均匀乳状黏稠液体、味香甜 | 10 |
| | 鱼肝油乳（湿胶法）：微黄色或微黄色均匀乳状黏稠液体、味香甜 | |
| | 石灰搽剂：乳黄色黏稠产物 | |
| 清场 | 按要求清洁仪器设备、实验台，摆放好所用药品 | 5 |
| 实训报告 | 实验报告工整，项目齐全，结论准确，并能针对结果进行分析讨论 | 10 |
| 合计 | | 100 |

（韦丽佳　李思平）

# 实训十　浸出制剂的制备

## 一、实训目的

1. **掌握**　浸出药剂的制备方法、操作要点。
2. **熟悉**　质量检查内容。
3. **了解**　影响浸出的各种因素。

## 二、实训指导

酊剂系指药物用规定浓度的乙醇提取或溶解而制成的澄清液体制剂。除另有规定外，含有毒性药的酊剂，每100 ml应相当于原药材10 g；其他酊剂，每100 ml相当于原药材20 g，但也有依习惯或医疗需要按成方配制者，如碘酊等。亦可用流浸膏稀释后制成，故制备酊剂可用浸渍法、渗漉法、溶解法、稀释法。制备方法的合理选用应根据药物的特性而定。

中药口服液是指中药材经过适当方法的提取、纯化，加入适宜的添加剂制成的一种口服液体制剂。它是在汤剂、注射剂基础上发展起来的新剂型，其制备工艺流程为：药材预处理、提取与精制、浓缩、配液、过滤、灌封、灭菌与检漏、质量检查、贴标签与包装。

流浸膏剂系指药材用适宜的溶剂提取，蒸去部分溶剂，调整浓度至规定标准而制成的制剂。除另有规定外，流浸膏剂每1 ml相当于原药材1 g。流浸膏剂直接作为制剂服用较少，一般多用作配制酊剂、合剂、糖浆剂、丸剂及其他制剂的原料。而含有生物碱或其他有效成分的浸膏剂，皆需经过含量测定以稀释剂调整至规定的规格标准或继续浓缩至规定的量。流浸膏剂除特殊规定外，一般都以不同浓度乙醇为溶剂，用渗漉法制备，有时也用浸渍法和煎煮法制备，亦可用浸膏剂加规定溶剂稀释制成（图10-1、10-2、10-3）。

**常用浸出方法的工艺流程**

煎煮法:

图10-1 煎煮法生产工艺流程图

浸渍法:

图10-2 浸渍法生产工艺流程图

渗漉法:

图10-3 渗漉法生产工艺流程图

## 三、实训内容

### (一)碘酊的制备

【制剂处方】

| | |
|---|---|
| 碘 | 20 g |
| 碘化钾 | 15 g |
| 乙醇 | 500 ml |
| 纯化水 | 适量 |
| 共制 | 1000 ml |

【仪器与材料】

仪器：架盘天平、玻璃纸或硫酸纸、称药纸、药匙、量杯、玻璃棒

材料：纯化水、碘、碘化钾、乙醇

【制备工艺】

取碘化钾，加纯化水20 ml溶解，加碘溶解完全后，再加乙醇及适量纯化水使成1000 ml，搅匀即得。

【制剂质量检查与评价】

外观性状：本品为红棕色的澄清液体，有碘与乙醇的特臭。

【作用与用途】

消毒防腐药。用于皮肤感染和消毒。

【分析与讨论】

（1）碘具强氧化性、腐蚀性、挥发性。注意不与皮肤接触，忌用纸称取。

（2）碘化钾宜先配成浓溶液，然后加碘，能很快促进溶解。

（3）碘与碘化钾形成络合物后，能使碘在溶液中更稳定，不易挥发损失；能防止或延缓碘与水、乙醇发生化学变化产生碘化氢，使游离碘的含量减少，使消毒力下降，刺激性增强。

（4）碘在乙醇中溶解度为1∶13，在该处方中，不加碘化钾，碘可完全溶解在乙醇中，但切不可将碘直接溶于乙醇后再加碘化钾，否则失去加碘化钾的络合作用。

（5）宜用棕色玻璃瓶盛装，冷暗处保存。

（6）碘酊忌与升汞溶液同用，以免生成碘化汞钾，增加毒性，对碘有过敏反应者忌用本品。

【思考题】

（1）本处方中碘化钾起什么作用？

（2）为什么溶解碘化钾的纯化水不能太多？

（二）复方樟脑酊的制备

【制剂处方】

| | |
|---|---|
| 樟脑 | 0.3 g |
| 阿片酊 | 5.0 ml |
| 苯甲酸 | 0.5 g |
| 八角茴香油 | 0.3 ml |
| 56%乙醇 | 适量 |
| 共制 | 100 ml |

【仪器与材料】

仪器：架盘天平、称药纸、药匙、量杯、玻璃棒

材料：纯化水、乙醇、樟脑、阿片酊、苯甲酸、八角茴香油

【制备工艺】

取苯甲酸、樟脑与八角茴香油，加56%乙醇90 ml溶解后，缓缓加入阿片酊与56%乙醇适量，使成100 ml，搅匀，滤过即得。

【制剂质量检查与评价】

外观性状：本品为黄棕色澄清液体；有樟脑与八角茴香油香，味甜而辛。

乙醇量：应为52%~60%。

【作用与用途】

镇咳、镇痛药、止泻药。

【分析与讨论】

（1）本品含无水吗啡（$C_{17}H_{19}O_2N$）应为0.045%~0.055%（g/ml）。

（2）有成瘾性，不宜长期应用。

【思考题】

（1）阿片酊属于哪类特殊药品？

（2）如何用95%乙醇配制56%乙醇100 ml？

（三）橙皮酊的制备

【制剂处方】

| | |
|---|---|
| 橙皮 | 100 g |
| 乙醇（60%） | 适量 |
| 共制 | 1000 ml |

【仪器与材料】

仪器：架盘天平、称药纸、锥形瓶或圆底烧瓶、橡胶塞、量杯、漏斗、滤纸、玻璃棒

材料：纯化水、乙醇、橙皮

【制备工艺】

取橙皮，加60%乙醇900 ml，浸渍3~5天，滤过，压榨残渣，合并滤液与压榨液，静置24小时，滤过，加溶媒至全量，搅匀即得。

**【制剂质量检查与评价】**

（1）外观性状：黄棕色澄清液体。

（2）乙醇量：应为48%~58%。

**【作用与用途】**

本品为芳香性苦味健胃药，亦具有祛痰作用。常用于配制橙皮糖浆。

**【分析与讨论】**

（1）干橙皮与鲜橙皮的含油量差异极大，本品规定用干橙皮。如用鲜品应取250 g，以75%乙醇作溶媒，制成100 ml。

（2）乙醇浓度不宜更高，以防橙皮中树脂、黏胶质过多浸出，久贮沉淀可滤除。

（3）本品亦可用两次浸渍或渗漉法制备。

**【思考题】**

本品采用的是什么浸出方法？此法适用于哪些药材？

## （四）甘草流浸膏的制备

**【制剂处方】**

| | |
|---|---|
| 甘草（粗粉） | 50.0 g |
| 氨溶液 | 适量 |
| 乙醇 | 适量 |
| 共制 | 50 ml |

**【仪器与材料】**

仪器：架盘天平、称药纸、药匙、圆锥形渗漉筒、乳钵、铁架台、量杯、烧杯、蒸发皿、酒精灯、铁丝网、三脚架、漏斗、滤纸、脱脂棉、玻璃棒、鹅卵石

材料：纯化水、乙醇、浓氨水、甘草（粗粉）

**【制备工艺】**

50 g甘草粗粉中加1∶200氨水50 ml，湿润15分钟，装筒，排气，浸渍24小时；快速渗漉（3~5 ml/min），漉液（为药材4~8倍或至无甜味）煮沸5分钟，倾泻过滤，水浴浓缩至约35 ml，冷后加浓氨水适量至显氨臭，含测，加乙醇与纯化水至50 ml，静置、滤过即得。

**【制剂质量检查与评价】**

（1）外观性状：棕色或红褐色的液体；味甜、略苦、涩。

（2）乙醇量：应为20%~25%。

（3）pH：应为7.5~8.5。

**【作用与用途】**

缓和药，常与化痰止咳药配伍应用，能减轻对咽部黏膜的刺激，并有缓解胃肠平滑肌痉挛与去氧皮质酮样作用。用于气管炎、咽喉炎、支气管哮喘、慢性肾上腺皮质功能减退症。

**【分析与讨论】**

（1）一般药材用7号粉为原料，太细易者塞滤孔。

（2）已湿润的药粉装筒时，压力要均匀，松紧要合适，装筒后要排气，再进行浸渍，以免影响渗漉完全。

（3）本品含甘草酸不得少于7%，含乙醇量为20%~25%。

**【思考题】**

（1）甘草流浸膏中的有效成分是什么？

（2）制备过程中为何用稀氨溶液作溶媒？最后成品至显氨臭的目的是什么？加乙醇的目的是什么？

（3）渗漉液为何加热煮沸后过滤？

## （五）生脉饮的制备

**【制剂处方】**

| | |
|---|---|
| 党参 | 300 g |
| 麦冬 | 200 g |
| 五味子 | 100 g |
| 共制 | 1000 ml |

**【仪器与材料】**

仪器：架盘天平、称药纸、药匙、铁架台、量杯、烧杯、蒸发皿、酒精灯、铁丝网、三脚架、漏斗、滤纸、脱脂棉、玻璃棒、灌注器、酒精熔封灯、安瓿（蒸馏瓶、球形冷凝管、酒精温度计、接收瓶）

材料：纯化水、乙醇、单糖浆、苯甲酸钠、党参、麦冬、五味子

**【制备工艺】**

以上3味，加水煎煮两次，第一次2小时，第二次1.5小时，合并煎液，滤过，滤液浓缩至约300 ml，放冷，加乙醇600 ml，放置24小时，滤过，滤液减压浓缩成稠膏状，加水适量稀释，滤过，加单糖浆300 ml与防腐剂适量，再加水至1000 ml，搅匀，

灌装，熔封，灭菌即得。

**【制剂质量检查与评价】**

（1）外观性状　黄棕色至红棕色的澄净液体，久置可有微量浑浊；气香，味酸甜、微苦。

（2）pH酸碱度　应为4.5~7.0。

（3）相对密度　应不低于1.08。

（4）装量　照《中国药典》2005年版附录检查法检查，应符合规定。

（5）微生物限度　照《中国药典》2005年版附录微生物限度检查法检查，应符合规定。

**【作用与用途】**

益气复脉，养阴生津。用于气阴两亏，心悸气短，脉微自汗。

**【分析与讨论】**

本品系灌封于安瓿内，灭菌后供口服用，服用时，应避免将玻璃碎片混入药液，同时亦不得与注射用安瓿剂混淆。

**【思考题】**

（1）本品属什么剂型？采取什么浸出方法提取有效成分的？

（2）本品可选用什么作防腐剂？

## （六）紫草油的制备

**【制剂处方】**

| | |
|---|---|
| 紫草 | 0.75 kg |
| 大黄 | 0.5 kg |
| 麻油 | 7.5 kg |

**【仪器与材料】**

仪器：架盘天平、称药纸、药匙、铁架台、量杯、烧杯、蒸发皿、酒精灯、三脚架、漏斗、纱布、玻璃棒、石棉网

材料：紫草、大黄、麻油

**【制备工艺】**

取紫草、大黄，拣去杂质，酌予碎断，置麻油中浸渍半天，加热至100 ℃并保持10分钟，继续浸渍24小时，用纱布滤过即得。

**【制剂质量检查与评价】**

外观性状：红棕色油状液体。

**【作用与用途】**

消炎，止血，防腐。用于烧伤，烫伤等。

**【分析与讨论】**

（1）紫草中含紫草红，又含酸基紫根红，加碱分解得紫根杜，紫根杜易溶于油，对热不稳定，加热温度不宜过高，时间不宜过长。有的在水浴上加热1小时，过滤后残渣再煎一次，合并两次滤液，即得。也有用渗漉法制取，即用已灭菌放冷的麻油，（处方半量）浸泡三天后，渗漉放出，再加剩余麻油浸24小时放出，合并二液即得。

（2）亦可用其他植物油浸取。但应将油先煮沸去泡并冷至100 ℃，再按上述操作制取。

**【思考题】**

本品浸出时如何保证浸出掖质量？

## 四、制剂技能考核评价标准

| 测试项目 | 技能要求 | 分值 |
|---|---|---|
| 实训准备 | 服装整洁，卫生习惯好，操作安静<br>熟悉实验内容、相关知识，正确选择所需的材料及设备，正确洗涤 | 5 |
| 实训记录 | 正确、及时记录实验的现象、数据 | 10 |
| 实训操作 | 按照实际操作计算处方中的药物用量，正确称量药物<br>能够按照实验步骤正确进行实验操作及仪器设备的使用 | 10 |
| | 碘酊：<br>（1）碘化钾配成浓溶液<br>（2）加碘溶解完全<br>（3）加乙醇，加纯化水定容准确，搅匀 | |
| | 复方樟脑酊：<br>（1）苯甲酸、樟脑与八角茴香油，加56%乙醇溶解完全<br>（2）阿片酊慢加快搅加入<br>（3）加56%乙醇定容准确，搅匀，滤过操作正确 | 50 |
| | 橙皮酊：<br>（1）橙皮，加60%乙醇采用浸渍法得浸出液<br>（2）静置，滤过，加溶媒至全量，搅匀 | |
| | 甘草流浸膏：<br>（1）甘草粗粉采用渗漉法得渗漉液<br>（2）漉液煮沸5分钟，过滤，浓缩，放冷<br>（3）加浓氨水适量至显氨臭，加乙醇，加纯化水定容<br>（4）静置、滤过 | |

| 测试项目 | 技能要求 | 分值 |
|---|---|---|
| 实训操作 | 生脉饮：<br>（1）3味药用煎煮法得煎出液，滤过<br>（2）滤液浓缩，放冷，醇沉，静置，滤过<br>（3）滤液减压浓缩，加水适量稀释，滤过<br>（4）滤液加单糖浆与防腐剂，再加水定容，搅匀，灌封，灭菌<br><br>紫草油：<br>（1）紫草、大黄置麻油中浸渍<br>（2）煎煮，再浸渍，纱布滤过 | 50 |
| 成品质量 | 碘酊：红棕色澄清液体，碘溶解完全<br>复方樟脑酊：黄棕色澄清液体；有樟脑与八角茴香油香<br>橙皮酊：黄棕色澄清液体<br>甘草流浸膏：棕色或红褐色的液体<br>生脉饮：黄棕色至红棕色的澄净液体<br>紫草油：红棕色油状液体 | 10 |
| 清场 | 按要求清洁仪器设备、实验台，摆放好所用药品 | 5 |
| 实训报告 | 实验报告工整，项目齐全，结论准确，并能进行分析讨论 | 10 |
| 合计 | | 100 |

（江尚飞 曾 俊）

# 实训十一　安瓿剂的制备

## 一、实训目的

**1. 掌握**　空安瓿与垂熔玻璃滤器的处理方法；注射液的配制、滤过、灌封、灭菌等基本操作；干燥箱和净化工作台的使用。

**2. 熟悉**　安瓿剂漏气检查和澄明度检查。

## 二、实训指导

**1. 安瓿剂剂制备的一般流程（图11-1）**

**图11-1　小容量注射剂一般生产工艺流程图**

**2. 制备方法**

（1）安瓿的处理　将纯化水灌入安瓿内，经100 ℃加热30分钟，趁热甩水，再用滤清的纯化水、注射用水灌满安瓿，甩水，如此反复三次，以除去安瓿表面微量游离碱、金属离子、灰尘和附着的砂粒等杂质。洗净的安瓿，立即以120~140 ℃温度烘干，备用。

（2）垂熔玻璃滤器的处理　将垂熔玻璃滤器用纯化水冲洗干净，用1%~2%硝酸钠硫酸液浸泡12~24小时，再用纯化水、注射用水反复抽洗至抽洗液中性且澄明，抽干，备用。

（3）配液　配液用器具按要求处理洁净干燥后使用。一般配液方法有两种。

①稀配法：即将原料药加入溶剂中，一次配成所需的浓度。

②浓配法：即将原料药加入部分溶剂中，配成浓溶液，加热滤过，必要时可加活性炭处理，也可冷藏后再过滤，然后稀释到所需浓度。

（4）滤过　过滤方法有加压滤过、减压滤过和高位静压滤过等。滤器的种类也较多，以供粗滤、预滤和精滤。按实验室条件，安装好滤过装置。

（5）灌封　将滤清的药液立即灌封。要求剂量准确，药液不沾安瓿颈壁。易氧化药物，在灌装过程中可通惰性气体。

（6）灭菌与检漏　安瓿熔封后按规定及时灭菌。灭菌完毕，趁热取出放入冷的1%亚甲蓝溶液中检漏。

### 3. 质量检查

（1）漏气检查　将灭菌后的安瓿趁热置于有色溶液中，稍冷取出，用水冲洗干净，剔除被染色的安瓿，并记录漏气支数。

（2）澄明度检查　将安瓿外壁擦干净，1~2 ml安瓿每次拿取6支，于伞棚边处，手持安瓿颈部使药液轻轻翻转，用目检视。每次检查18秒。50 ml或50 ml以上的注射液按直立、倒立、平视三步法旋转检视。按以上装置及方法检查，除特殊规定品种外，未发现有异物或仅带微量白点者作合格论。

（3）澄明度检查中术语

①白块：系指用规定的检查方法，能看到有明显的平面或棱角的白色物质。

②白点：不能辨清平面或棱角的按白点计。但有的白色物质虽不易看清平面、棱角（如球形），但与上述白块同等大小或更大者，应作白块论。在检查中见似有似无或若隐若现的微细物，不作白点计数。

③微量白点：50 ml或50 ml以下的注射液，在规定的检查时间内仅见到3个或3个以下白点者，作为微量白点；100 ml或100 ml以上的注射液，在规定检查时间内仅见到5个或5个以下的白点时、作为微量白点。

④少量白点：药液澄明、白点数量比微量白点较多，在规定检查时间内较难准确计数者。

⑤微量沉积物：指某些生化制剂或高分子化合物制剂，静置后有微小的质点沉积，轻轻倒转时有烟雾状细线浮起，轻摇即散失者。

⑥异物：包括玻璃屑、纤维、色点、色块及其他外来异物。

⑦特殊异物：指金属屑及明显可见的玻璃屑、玻璃块、玻璃砂、硬毛或粗纤维等

异物。金属屑有一面闪光者即是，玻璃屑有闪烁性或有棱角的透明物即是。

### 4. 生产材料、仪器

实验室制备小容量注射剂常见仪器见图11-2。

| 安瓿 | 安瓿灌装器 | 酒精喷灯 | 布氏漏斗 |

图11-2　部分制备仪器

## 三、实训内容

### （一）盐酸普鲁卡因安瓿注射剂

【制剂处方】

| 盐酸普鲁卡因 | 10 g |
|---|---|
| 氯化钠 | 7 g |
| 注射用水 | 适量 |
| 共制 | 1000 ml |

【仪器与材料】

仪器：烧杯、量杯、玻璃棒、药勺、滴管、天平、酒精灯、布氏漏斗、喷灯、镊子、蒸汽灭菌器

材料：空安瓿瓶、纯化水、注射用水、棉花、氯化钠、盐酸普鲁卡因、稀盐酸、pH试纸、有色溶液

【制备工艺】

（1）配液　取注射用水约800 ml，加氯化钠搅拌使溶，加盐酸普鲁卡因，并加酸调整pH为4.0~4.5，再加溶媒至足量，搅匀，精滤得澄明液。（注意滤过装置的安装和原理）。

（2）空安瓿的洗涤处理　先灌满0.1%盐酸溶液煮洗，冲洗后再用水煮洗，烘干。

（3）注射液的灌封　灌封器注意排气，要调整好位置，溶封前可先用废安瓿练习手法，以减少损失。

（4）安瓿剂的灭菌与检漏　100 ℃流通蒸气灭菌30分钟，并趁热放入有色溶液中检漏。

（5）安瓿剂的质量检查　进行pH和澄明废检查。

（6）安瓿剂的印字包装。

**【制剂质量检查与评价】**

（1）无色透明、澄清溶液，pH 5.0~6.0。

（2）安瓿封口圆滑、无尖头、鼓泡、凹陷现象。

**【作用与用途】**

局部麻醉药。用于浸润麻醉、阻滞麻醉、腰椎麻醉、硬膜外麻醉及封闭疗法等。

**【分析与讨论】**

（1）盐酸普鲁卡因是弱碱与强酸结合的盐，易水解，脱羧后生成苯胺，为此先调节pH至4.2~5.0，因这时最为稳定，有的用热压115.5 ℃半小时来菌（一般认为100 ℃半小时为好）。

（2）氯化钠调节渗透压，并能增加溶液的稳定性，抑制水解。

（3）氧、光线、金属等亦能影响，使其分解，故在配制及贮存中应注意避免。

**【思考题】**

（1）易氧化药物的注射剂在生产时应注意什么问题？可采取哪些具体措施？

（2）配液的时候采用的是什么方法？稀配法和浓配法的操作特点有什么区别？

## （二）板蓝根注射液

**【制剂处方】**

| | |
|---|---|
| 板兰根 | 550 g |
| 苯甲醇 | 10 ml |
| 聚山梨酯–80 | 10 ml |
| 注射用水 | 适量 |
| 共制 | 1000 ml |

**【仪器与材料】**

仪器：烧杯、量杯、玻璃棒、药勺、滴管、天平、酒精灯、漏斗、蒸发皿、布氏漏斗、喷灯、镊子、蒸气灭菌器

材料：空安瓿瓶、纯化水、注射用水、棉花、板蓝根药材、95%乙醇、浓氨水、加吐温-80、苯甲醇、pH试纸

**【制备工艺】**

（1）浸出　　取板蓝根，加6~7倍的水浸泡半小时，煎煮两次，每次半小时，过滤，合并滤液，直火浓缩至600~700 ml，改用水浴浓缩至300~350 ml。

（2）精制　　①醇处理：取上浓缩液，搅拌加醇，使含醇量达60%，冷藏24小时以上，其冷藏液过滤，滤渣用60%醇洗1~2次，滤液加热除醇至无醇味；②氨处理：取上滤液，搅拌加氨使pH为8.5~9，冷藏24小时后，滤过，水浴加热除氨至无氨臭，pH为5.5~6，其药液用鲜注射用水稀释至1000 ml，冷藏24小时，滤过，滤液加吐温-80、苯甲醇，加注射用水至1000 ml，用3号垂熔漏斗过滤，即得澄明注射液。

（3）空安瓿的处理、灌封、灭菌、质检、印字和包装过程同于盐酸普鲁卡因注射液的制备。

**【制剂质量检查与评价】**

（1）黄褐色透明、澄清溶液，无杂质沉淀。

（2）安瓿封口圆滑、无尖头、鼓泡、凹陷现象。

**【作用与用途】**

清热解毒，凉血利咽，消肿。用于扁桃腺炎、腮腺炎、咽喉肿痛、防治传染性肝炎、小儿麻疹等。

**【分析与讨论】**

（1）板蓝根中含有水分10%，故投料时多投10%。

（2）板蓝根含有糖类、淀粉等，浓缩时应经常搅拌，以防焦化。

（3）加醇处理，主要除去蛋白质、树胶、植物黏液、无机盐等杂质。

（4）板蓝根的抗菌成分不耐热，煎煮或灭菌一般不超过100 ℃ 1小时。

（5）pH超过8时失去全部活性，但中和后仍可恢复，除氨便是使pH降到7以下，以恢复其抗菌活力。

**【思考题】**

（1）中药注射剂与化学药品注射剂制备工艺中有哪些主要区别？

（2）分析影响注射剂澄明度的因素有哪些？

## 四、制剂技能考核评价标准

| 测试项目 | 技能要求 | 分值 |
|---|---|---|
| 实训准备 | 穿着工作服，卫生习惯良好，操作安静、讲礼貌<br>熟悉实验内容、相关知识，正确选择所需的材料及设备，正确洗涤 | 5 |
| 实训记录 | 正确、及时记录实验的现象、数据 | 10 |
| 实训操作 | 按照实际操作计算处方中的药物用量，正确称量药物<br>按照实验步骤正确进行实验操作及仪器使用，按时完成 | 10 |
| | 盐酸普鲁卡因注射液的制备：<br>（1）安瓿清洗、灭菌正确<br>（2）配液方法正确<br>（3）滤过装置的准备、安装，滤液澄明度合格<br>（4）灌封装量准确，熔封后的安瓿顶部圆滑、无尖头、鼓泡、凹陷现象<br>（5）灭菌、捡漏操作正确<br>板蓝根注射液的制备：<br>（1）安瓿清洗、灭菌正确<br>（2）板蓝根浸出、过滤、除杂精制方法正确，配液定容准确<br>（3）滤过装置的准备、安装，滤液澄明度合格<br>（4）灌封装量准确，熔封后的安瓿顶部圆滑、无尖头、鼓泡、凹陷现象<br>（5）灭菌、捡漏操作正确 | 50 |
| 成品质量 | 盐酸普鲁卡因注射液：无色透明、澄清溶液，pH 5.0~6.0，成品装量准确，封口圆滑、颜色、澄明度、含量测定合格<br>板蓝根注射液：黄褐色透明、澄清溶液，成品装量准确，封口圆滑，颜色、澄明度、含量测定合格 | 10 |
| 实训清场 | 按要求清洁仪器设备、实验台，摆放好所用药品 | 5 |
| 实训报告 | 实验报告工整，项目齐全，结论准确，并能针对结果进行分析讨论 | 10 |
| 合计 | | 100 |

（江尚飞　蒋　猛）

# 实训十二　输液剂的制备

## 一、实训目的

1. **掌握**　输液剂的质量要求和手工生产的工艺过程及操作要点；对输液瓶、橡胶塞、隔离膜的预处理。

2. **熟悉**　无菌操作室的洁净处理、空气灭菌和无菌操作的要求及操作方法；微孔滤膜的选择、预处理和使用方法。

## 二、实训指导

### 1. 配液

（1）配制方法　分为浓配法和稀配法两种。将全部药物加入部分溶剂中配成浓溶液，加热或冷藏后过滤，然后稀释至所需浓度，此谓浓配法，此法可滤除溶解度小的杂质。将全部药物加入所需溶剂中，一次配成所需浓度，再行过滤，此谓稀配法，可用于优质原料。

（2）注意事项　①配制注射液时应在洁净的环境中进行，一般不要求无菌，但所用器具及原料附加剂尽可能无菌，以减少污染；②配制剧毒药品注射液时，严格称量与校核，并谨防交叉污染；③对不稳定的药物更应注意调配顺序（先加稳定剂或通惰性气体等），有时要控制温度与避光操作；④对于不易滤清的药液可加0.1%~0.3%活性炭处理，使用活性炭时还应注意其对药物（如生物碱盐等）的吸附作用，要通过加炭前后药物含量的变化，确定能否使用。活性炭在酸性溶液中吸附作用较强。

### 2. 输液容器及包装材料的处理

（1）选好合格输液瓶，洗去灰尘，淌好清洁液放置24小时，常水洗至中性，如不透明用毛刷刷洗，最后用滤过的注射用水冲洗三次，烘干。

（2）丁基胶塞依次用纯化水、滤过的注射用水冲洗至合格。

### 3. 生产材料、仪器　大容量注射剂生产设备及材料见图12-1。

输液瓶　　　　　　　　自动灌装机　　　　　　　水浴灭菌器

大输液软袋生产线

**图12-1 大容量注射剂部分生产材料及设备**

## 三、实训内容

### （一）葡萄糖注射液

【制剂处方】

| | |
|---|---|
| 葡萄糖 | 50 g |
| 注射用水 | 适量 |
| 共制 | 1000 ml |

【仪器与材料】

仪器：烧杯、量杯、玻璃棒、药勺、滴管、天平、酒精灯、漏斗、布氏漏斗、蒸气灭菌器

材料：输液瓶、丁基橡胶塞、隔离膜、纯化水、注射用水、滤纸、葡萄糖、1%盐酸、注射用活性炭、pH试纸

**【制备工艺】**

取注射用水适量，加热煮沸，分次加入葡萄糖，不断搅拌配成50%~70%浓溶液，用1%盐酸溶液调整pH至3.8~4.0，加入配液量0.1%~1.0%的注射用活性炭，在搅拌下煮沸30分钟，放冷至45~50 ℃时滤除活性炭，滤液中加注射用水至全量，测定pH及含量，精滤至澄明，灌封，于110 ℃热压灭菌30分钟。

**【制剂质量检查与评价】**

（1）无色透明、澄清溶液，pH 3.5~5.5，含量5%。

（2）无菌、热原检查符合要求。

（3）无崩盖、歪盖、松盖、漏气、隔离膜脱落质量问题。

**【作用与用途】**

调节水盐、电解质及酸碱平衡药。补充热能和体液，用于各种原因引起的进食不足或大量体液丢失。

**【分析与讨论】**

（1）选择符合注射用规格的原料。

（2）控制溶液pH，灭菌温度及时间，防止本品变黄。

**【思考题】**

（1）本品用盐酸调pH的作用是什么？

（2）为了防止葡萄糖注射液变黄，在整个操作过程中，应控制哪些工艺条件？

## （二）0.9%氯化钠注射液

**【制剂处方】**

| | |
|---|---|
| 氯化钠 | 9 g |
| 注射用水 | 适量 |
| 共制 | 1000 ml |

**【仪器与材料】**

仪器：烧杯、量杯、玻璃棒、药勺、滴管、天平、酒精灯、漏斗、布氏漏斗、蒸气灭菌器

材料：输液瓶、丁基橡胶塞、隔离膜、纯化水、注射用水、滤纸、氯化钠、1%盐酸、1%氢氧化钠、注射用活性炭、pH试纸

**【制备工艺】**

取氯化钠加适量注射用水，配成20%~30%浓溶液，加0.1%~0.5%注射用活性

炭，煮沸20~30分钟，滤除活性炭，加注射用水至1000 ml，测定pH，必要时用1%氢氧化钠溶液或稀盐酸溶液调整pH至5.4~5.6，再测含量合格后精滤至澄量，灌封，于115.5 ℃热压灭菌30分钟。

**【制剂质量检查与评价】**

（1）无色透明、澄清溶液，pH 5.4~5.6，含量0.9%。

（2）无菌、热原检查符合要求。

（3）无崩盖、歪盖、松盖、漏气、隔离膜脱落质量问题。

**【作用与用途】**

调节水盐、电解质及酸碱平衡药。各种原因所致的失水，包括低渗性、等渗性和高渗性失水；高渗性非酮症糖尿病昏迷，应用等渗或低渗氯化钠可纠正失水和高渗状态；低氯性代谢性碱中毒；外用生理盐水冲洗眼部、洗涤伤口等；还用于产科的水囊引产。

**【分析与讨论】**

本品对玻璃有腐蚀作用，如果玻璃质量差或贮藏时间过久，溶液中会出现硅质小薄片或其他沉淀物。可在洗瓶时，先用稀盐酸处理。

**【思考题】**

试说明生理盐水的浓度为什么是0.9%？

## 四、制剂技能考核评价标准

| 测试项目 | 技能要求 | 分值 |
|---|---|---|
| 实训准备 | 穿着工作服，卫生习惯良好，操作安静、讲礼貌<br>熟悉实验内容、相关知识，正确选择所需的材料及设备，正确洗涤 | 5 |
| 实训记录 | 正确、及时记录实验的现象、数据 | 10 |
| 实训操作 | 按照实际操作计算处方中的药物用量，正确称量药物<br>按照实验步骤正确进行实验操作及仪器使用，按时完成 | 10 |
| | 葡萄糖注射液：<br>（1）输液瓶、橡胶塞灭菌操作正确<br>（2）正确配制药液，pH调节准确<br>（3）药用活性炭用量准确，过滤装置安装、操作正确，药液澄明度符合要求<br>（4）定容准确，灭菌正确 | 50 |
| | 0.9%氯化钠注射液：<br>（1）输液瓶、橡胶塞灭菌操作正确<br>（2）正确配制药液，药用活性炭用量准确，过滤装置安装、操作正确<br>（3）pH调节准确，精滤装置安装、操作正确，药液澄明度符合要求<br>（4）定容准确，灭菌正确 | |

续表

| 测试项目 | 技能要求 | 分值 |
|---|---|---|
| 成品质量 | 葡萄糖注射液：无色透明、澄清溶液，pH 3.5~5.5，含量5%<br>0.9%氯化钠注射液：无色透明、澄清溶液，pH 5.4~5.6，含量0.9% | 10 |
| 实训清场 | 按要求清洁仪器设备、实验台，摆放好所用药品 | 5 |
| 实训报告 | 实验报告工整，项目齐全，结论准确，并能针对结果进行分析讨论 | 10 |
| 合计 | | 100 |

（江尚飞　邱妍川）

# 实训十三　滴眼剂的制备

## 一、实训目的

1. **掌握**　一般滴眼剂的制备方法。
2. **熟悉**　净化工作台的使用。

## 二、实训指导

滴眼剂系指一种或多种药物制成供滴眼用的水性、油性澄明溶液、混悬液或乳剂，也包括眼内注射溶液。滴眼剂一般应在无菌环境下配制，眼部有无外伤是滴眼剂无菌要求严格程度的界限：用于外科手术、供角膜穿通伤用的滴眼剂及眼内注射溶液要求无菌且不得加抑菌剂与抗氧剂，需采用单剂量包装；一般滴眼剂要求无致病菌，尤其不得有铜绿假单胞菌和金黄色葡萄球菌，可加入抑菌剂。

常见滴眼剂包装如下。

多剂量包装滴眼剂

单剂量包装滴眼剂

## 三、实验内容

### 氯霉素滴眼剂

【制剂处方】

| | |
|---|---|
| 氯霉素 | 0.25 g |
| 硼酸 | 1.9 g |

| | |
|---|---|
| 硼砂 | 0.038 g |
| 硫柳汞 | 0.004 g |
| 灭菌注射用水 | 9.0 g |
| 共制 | 100 ml |

**【仪器与材料】**

仪器：烧杯、量杯、玻璃棒、药勺、滴管、天平、酒精灯、漏斗、布氏漏斗

材料：空塑料眼药瓶、塞、盖、纯化水、注射用水、滤纸、氯霉素、硼酸、硼砂、柳硫汞、1%盐酸

**【制备工艺】**

（1）容器处理　塑料眼药水瓶，应用灭菌注射用水甩洗三次，再用气体灭菌，然后通风数天备用；玻璃及玻璃容器等，先用肥皂粉洗刷干净，沥干水分，然后用清洁液浸泡，水洗。再用纯化水淋洗，最后160 ℃灭菌1小时，避菌储存；橡皮塞和橡皮管处理用1%盐酸煮沸15分钟，取出，用水捏洗数次，再用纯化水煮沸30分钟，捏洗数次，漂净，用纯化水淋洗，再用纯化水煮沸30分钟，备用涤纶纸逐张分开后，用纯化水煮沸30分钟，最后以注射用水漂洗至净，浸泡备用。

（2）配制　取灭菌注射用水约90 ml，加热至沸，加入硼酸、硼砂使溶待冷至约40 ℃，加入氯霉素，硫柳汞搅拌使溶，加灭菌注射用水至100 ml，精滤，检查澄明度合格后，无菌分装。

**【制剂质量检查与评价】**

本品应为无色透明、澄清溶液，无杂质沉淀。

**【作用与用途】**

本品可用于沙眼、结膜炎、角膜炎等。

**【分析与讨论】**

（1）氯霉素易水解，但其水溶液在弱酸性时较稳定，本品选用硼酸缓冲液来调整pH。

（2）氯霉素滴眼剂在贮藏过程中，效价常逐渐降低，故配液时适当提高投料量，使在有效贮藏期间，效价能保持在规定含量以内。

**【思考题】**

（1）处方中的硼砂和硼酸起什么作用？试计算此处方是否与泪液等渗？

（2）滴眼剂中选用抑菌时应考虑哪些原则？本处方中的硫柳汞可改用何种抑菌

剂？使用何浓度？

## 四、制剂技能考核评价标准

| 测试项目 | 技能要求 | 分值 |
|---|---|---|
| 实训准备 | 穿着工作服，卫生习惯良好，操作安静、讲礼貌<br>熟悉实验内容、相关知识，正确选择所需的材料及设备，正确洗涤 | 5 |
| 实训记录 | 正确、及时记录实验的现象、数据 | 10 |
| 实训操作 | 按照实际操作计算处方中的药物用量，正确称量药物<br>按照实验步骤正确进行实验操作及仪器使用，按时完成 | 10 |
| | 正确对容器瓶体、瓶塞、瓶盖进行清洗、灭菌<br>正确配制药液，定容准确 | 50 |
| 成品质量 | 澄清透明，无沉淀杂质，pH符合要求 | 10 |
| 实训清场 | 按要求清洁仪器设备、实验台，摆放好所用药品 | 5 |
| 实训报告 | 实验报告工整，项目齐全，结论准确，并能针对结果进行分析讨论 | 10 |
| 合计 | | 100 |

（刘　阳　刘艺萍）

# 实训十四  软膏剂的制备

## 一、实训目的

**掌握**  各种不同类型、不同基质软膏剂的制法、操作要点及操作注意事项；软膏剂中药物的加入方法。

## 二、实训指导

软膏剂主要由药物和基质组成，基质是软膏剂形成和发挥药效的重要载体。软膏剂的制备按照制备量、设备条件、基质种类不同，采用的方法也不同。一般主要有研磨法、熔融法与乳化法三种方法，溶液型或混悬型软膏剂常采用研磨法和熔融法制备。研磨法适用于小量制备，熔融法常用于大批量制备软膏剂，乳化法是乳膏剂制备的专用方法。制备软膏剂的基本要求是使药物在基质中分布均匀、细腻，以保证药物剂量与药效。

1. **软膏剂制备流程**  软膏剂制备的一般工艺流程见图14-1。

图14-1  软膏剂制备的一般工艺流程图

2. **操作要点**

（1）选用的基质应纯净，否则应加热熔化后滤过，除去杂质或加热灭菌后备用。

（2）混合基质熔化时应将熔点高的先熔化，然后加入熔点低的熔化。

（3）基质中可根据含药量的多少及季节的不同，酌加蜂蜡、石蜡、液状石蜡或植物油以调节软膏硬度。

（4）不溶性药物应先研细过筛，再按等量递加法与基质混合。药物加入熔化基质后，应不停搅拌至冷凝，否则药物分散不匀。但已凝固后应停止搅拌，否则空气进入膏体使软膏不能久贮。

（5）挥发性或受热易破坏的药物，需待基质冷却至40℃以下时加入。

（6）含水杨酸、苯甲酸、鞣酸及汞盐等药物的软膏，配置时应避免与铜、铁等金属器具接触，以免变色。

（7）水相与油相两者混合的温度一般应控制在80℃以下，且二者温度应基本相等，以免影响乳膏的细腻性。

（8）乳化法中两相混合的搅拌速度不宜过慢或过快，以免乳化不完全或因混入大量空气使成品失去细腻和光泽并易变质。

3. **生产材料、仪器** 软膏剂常见生产材料及仪器见图14-2。

| 软膏剂 | 软膏剂铝管 | 软膏生产设备 |

**图14-2 软膏剂常见生产材料及仪器**

## 三、实训内容

### （一）凡士林软膏

【制剂处方】

| | |
|---|---|
| 羊毛脂 | 50 g |
| 石蜡 | 100 g |
| 凡士林 | 850 g |
| 共制 | 1000 g |

【仪器与材料】

仪器：烧杯、量杯、药勺、药刀、滴管、天平、蒸发皿、玻璃棒、酒精灯

材料：纯化水、凡士林、石蜡、羊毛脂

**【制备工艺】**

取石蜡在水浴上加热熔化后，逐渐加入羊毛脂与凡士林，继续加热，使完全熔和，不断搅拌至冷，即得。

**【制剂质量检查与评价】**

黄色均匀黏稠半固体，均匀细腻，无沉淀、无颗粒。

**【作用与用途】**

冬季皮肤干燥引起的手脚部位的皮肤开裂、痛痒及角化型手脚破裂有很好的防护效果。具有止痒润肤，保湿，防冻裂的功能，特别适用于冬季寒冷干燥气候使用。

**【分析与讨论】**

若不加强搅拌，羊毛脂会出现沉淀。

**【思考题】**

软膏剂质量如何检查？你在实验中是否达到一般规定？

## （二）霜剂基质1号

**【制剂处方】**

| | |
|---|---|
| 硬脂酸 | 500 g |
| 蓖麻油 | 500 g |
| 液状石蜡 | 500 g |
| 三乙醇胺 | 40 g（=36 ml） |
| 甘油 | 200 g（=160 ml） |
| 对羟基苯甲酸乙酯 | 4 g |
| 纯化水 | 2260 g |
| 共制 | 4000 g |

**【仪器与材料】**

仪器：烧杯、量杯、药勺、药刀、滴管、天平、蒸发皿、玻璃棒、酒精灯

材料：纯化水、硬脂酸、蓖麻油、液状石蜡、三乙醇胺、甘油、对羟基苯甲酸乙酯

**【制备工艺】**

取三乙醇胺、甘油、纯化水于烧杯中，水浴加热至65 ℃左右，取硬脂酸、蓖麻

油、液状石蜡于蒸发皿中水浴加热熔化，温度至45~65 ℃；将水相加入油相中，边加边搅至皂化完全，趁热加入尼泊金搅拌至冷凝。

【制剂质量检查与评价】

本品为雪白色均匀黏稠半固体，均匀细腻、无颗粒，涂布性好。

【作用与用途】

作为制备乳剂型软膏剂的基质。

【分析与讨论】

两相混合时，温度要相近，否则成品中出现粗细不匀的颗粒。

【思考题】

分析处方组成，说明每种组分的作用。

## （三）氯化氨基汞眼膏

【制剂处方】

| | |
|---|---|
| 氯化氨基汞 | 0.1 g |
| 液状石蜡 | 适量 |
| 眼膏基质 | 10 g |

【仪器与材料】

仪器：研钵、药刀、滴管、天平

材料：眼膏基质、氯化氨基汞、液状石蜡

【制备工艺】

取氯化氨基汞研细，置灭菌乳钵中，先加适量灭菌液状石蜡研成细腻糊状，加入灭菌眼膏基质少量，用力研匀，再递加剩余的基质至全量，研匀，即得。

【制剂质量检查与评价】

本品为乳白色黏稠半固体，均匀细腻、无颗粒

【作用与用途】

用于疱性结膜炎、角膜炎，睑缘炎、角膜翳。

【分析与讨论】

（1）氧化氨基汞不溶于水，故应用灭菌液状石蜡分散，以减少对眼部的刺激性。

（2）制备时，勿与金属接触，以免析出游离汞。

（3）为了避免形成有腐蚀作用的碘化汞或溴化汞，故不应同时内服碘剂或溴剂，亦不可与乙基吗啡同用，因后者刺激性大。

**【思考题】**

（1）眼膏基质中加羊毛脂有何作用？

（2）制备眼膏操作与一般外用软膏有何不同？

## 四、制剂技能考核评价标准

| 测试项目 | 技能要求 | 分值 |
|---|---|---|
| 实训准备 | 穿着工作服，卫生习惯良好，操作安静、讲礼貌<br>熟悉实验内容、相关知识，正确选择所需的材料及设备，正确洗涤 | 5 |
| 实训记录 | 正确、及时记录实验的现象、数据 | 10 |
| 实训操作 | 按照实际操作计算处方中的药物用量，正确称量药物<br>按照实验步骤正确进行实验操作及仪器使用，按时完成 | 10 |
| 实训操作 | 凡士林软膏：（30分钟）<br>（1）石蜡水浴加热熔融后，逐渐加入羊毛脂与凡士林<br>（2）边加边沿同一方向迅速搅拌，直至完全熔和<br>（3）一直搅拌至冷<br><br>霜剂基质I号：（30分钟）<br>（1）水相、油相药物分别水浴加热熔融，正确控制温度<br>（2）将水相加入油相中<br>（3）边加边沿同一方向迅速搅拌，直至皂化<br>（4）趁热加入尼泊金继续搅拌至冷<br><br>氯化氨基汞眼膏：（15分钟）<br>（1）氯化氨基汞研细，加入稀甘油研成细腻糊状<br>（2）分次加入眼膏基质，用力研匀 | 50 |
| 成品质量 | 凡士林软膏：黄色均匀黏稠半固体，均匀细腻，无沉淀、无颗粒<br>霜剂基质I号：雪白色均匀黏稠半固体，均匀细腻、无颗粒，涂布性好<br>氯化氨基汞眼膏：乳白色黏稠半固体，均匀细腻、无颗粒 | 10 |
| 实训清场 | 按要求清洁仪器设备、实验台，摆放好所用药品 | 5 |
| 实训报告 | 实验报告工整，项目齐全，结论准确，并能针对结果进行分析讨论 | 10 |
| 合计 | | 100 |

（刘　阳　林凤云）

# 实训十五　凝胶剂的制备

## 一、实训目的

1. **掌握**　凝胶剂的一般制备方法。
2. **了解**　凝胶剂的质量评价方法。

## 二、实训指导

凝胶剂系指药物与能形成凝胶的辅料制成均匀、混悬或乳浊液型的稠厚液体或半固体制剂。除另有规定外，凝胶剂限局部用于皮肤及体腔如鼻腔、阴道和直肠等。

凝胶剂按基质种类不同可以分为溶液型、乳浊液型和混悬型凝胶；按分散系统不同可以分为双相和单相凝胶。

凝胶剂常用的基质有甘油明胶、甘油淀粉、卡波普、纤维素衍生物类。

## 三、实训内容

（一）吲哚美辛凝胶

【制剂处方】

| | |
|---|---|
| 吲哚美辛 | 10 g |
| 卡波普940 | 10 g |
| 乙醇 | 50 g |
| 甘油 | 50 g |
| 聚山梨酯80 | 2 g |
| 羟苯乙酯 | 1 g |
| 氢氧化钠 | 4 g |
| 纯化水 | 加至1000 ml |

**【仪器与材料】**

仪器：托盘天平、玻璃棒、烧杯

材料：吲哚美辛、卡波普940、乙醇、甘油、聚山梨酯80、羟苯乙酯、氢氧化钠、纯化水

**【制备工艺】**

（1）将卡波普与聚山梨酯80与300 ml水混合。

（2）将氢氧化钠溶于100 ml水中溶解后加入上述溶液搅匀。

（3）再将羟苯乙酯溶于乙醇后逐渐加入上述溶液中搅匀，加入吲哚美辛、甘油及其余纯化水，搅拌均匀，即得透明凝胶。

**【制剂质量检查与评价】**

本品为无色黏稠的凝胶液。

**【作用与用途】**

本品用于风湿性关节炎、类风湿关节炎、痛风等。

**【分析与讨论】**

（1）水性凝胶剂的一般制法是药物溶于水的先溶于部分水或甘油中，必要时加热，其余处方成分按基质配制方法制成水凝胶基质，再与药物溶液混匀加水至足量，搅匀即得。

（2）药物不溶于水者，可先用少量水或甘油研细，分散，再混于基质中搅匀即得。

（3）聚山梨酯80为增溶剂，促进药物的溶解。

（4）卡波普在pH 5~11范围内十分稳定，可高压灭菌。

**【思考题】**

卡波普凝胶在制备过程中应注意哪些问题？

## （二）双氯芬酸钠凝胶

**【制剂处方】**

| | |
|---|---|
| 双氯芬酸钠 | 10 g |
| 卡波普940 | 10 g |
| 三乙醇胺 | 18 g |
| 氮酮 | 20 g |
| 无水乙醇 | 适量 |
| 纯化水 | 加至1000 ml |

**【仪器与材料】**

仪器：托盘天平、玻璃棒、烧杯

材料：双氯芬酸钠、卡波普940、三乙醇胺、氮酮、无水乙醇、纯化水

**【制备工艺】**

（1）将卡波普940加入适当纯化水中，放置过夜，使其充分溶胀。

（2）将双氯芬酸钠溶于适量乙醇中。

（3）将卡波普940水溶液、氮酮混合均匀，研磨，搅拌下将双氯芬酸钠溶解加入到卡波普940基质中。

（4）慢慢滴加三乙醇胺调节pH为7，边加边搅拌使成凝胶，加纯化水至全量，搅拌，分装即得。

**【制剂质量检查与评价】**

本品为无色黏稠的凝胶液。

**【作用与用途】**

本品用于缓解肌肉、软组织和关节的轻至中度疼痛。如缓解肌肉、软组织的扭伤、拉伤、挫伤、劳损、腰背部损伤引起的疼痛以及关节疼痛等。也可用于骨关节炎的对症治疗。

**【分析与讨论】**

（1）无水乙醇作为双氯芬酸钠的溶剂。

（2）药物不溶于水者，可先用少量水或甘油研细，分散，再混于基质中搅匀即得。

**【思考题】**

（1）本处方中各成分的作用有哪些？

（2）本品是采用哪种方法制备的？

## 四、制剂技能考核评价标准

| 测试项目 | 技能要求 | 分值 |
|---|---|---|
| 实训准备 | 穿着工作服，卫生习惯良好，操作安静、讲礼貌<br>熟悉实验内容、相关知识，正确选择所需的材料及设备，正确洗涤 | 5 |
| 实训记录 | 正确、及时记录实验的现象、数据 | 10 |
| 实训操作 | 按照实际操作计算处方中的药物用量，正确称量药物<br>按照实验步骤正确进行实验操作及仪器使用，按时完成 | 10 |
| | 吲哚美辛凝胶：<br>（1）将卡波普与聚山梨酯80与300 ml水混合 | 50 |

续表

| 测试项目 | 技能要求 | 分值 |
|---|---|---|
| 实训操作 | （2）将氢氧化钠溶于100 ml水中溶解后加入上述溶液搅匀<br>（3）再将羟苯乙酯溶于乙醇后逐渐加入上述溶液中搅匀，加入吲哚美辛、甘油及其余纯化水，搅拌均匀，即得透明凝胶<br><br>双氯酚酸钠凝胶：<br>（1）将卡波普940与加入适当纯化水中，放置过夜，使其充分溶胀<br>（2）将双氯芬酸钠溶于适量乙醇中<br>（3）将卡波普940水溶液、氮酮混合均匀，研磨，搅拌下将双氯芬酸钠溶解加入到卡波普940基质中<br>（4）慢慢滴加三乙醇胺调节pH为7，边加边搅拌使成凝胶，加纯化水至全量，搅拌，分装即得 | 50 |
| 成品质量 | 吲哚美辛凝胶：黏稠凝胶，均匀细腻、无颗粒，涂布性好<br>双氯酚酸钠凝胶：黏稠，均匀细腻、无颗粒，涂布性好<br>氯化氨基汞眼膏：黏稠，均匀细腻、无颗粒，涂布性好 | 10 |
| 实训清场 | 按要求清洁仪器设备、实验台，摆放好所用药品 | 5 |
| 实训报告 | 实验报告工整，项目齐全，结论准确，并能针对结果进行分析讨论 | 10 |
| 合计 | | 100 |

（刘 阳 马 潋）

# 实训十六　栓剂的制备

## 一、实训目的

1. **掌握**　模制成形法（热熔法）制备栓剂的方法；置换价的计算方法。
2. **了解**　常用基质的类型、特点、适用情况。

## 二、实训指导

栓剂系指药物与适宜基质制成供腔道给药的制剂。通常用于肛管塞入作全身治疗或局部治疗用，少数用于阴道、尿道。常用栓剂基质分为脂肪性（可可豆脂、半合成脂肪酸酯等）和水溶性（甘油明胶、聚乙二醇等）两大类。栓剂基质不仅可使药物成型，且可影响药物的局部或全身的效果。

栓剂中药物与基质应混合均匀，栓剂外形要完整光滑；塞入腔道后应无刺激性，应能融化、软化或溶化，并与分泌液混合，逐渐释放出药物，产生局部作用；并应有适宜的硬度，以免在包装或贮藏时变形。药物与基质的混合可按下法进行：①油溶性药物，可直接溶于脂肪性基质中，但如加入量过大时能降低基质的熔点或使基质过软，此时可加适量石蜡或蜂蜡调节；②不溶于油脂而溶于水的药物，可加少量水配成浓溶液，用适量羊毛脂吸收后再与基质混匀；③含浸膏剂，需先用少量水或稀乙醇软化成半固体，再与基质混合；④不溶于油脂、水或甘油的药物，须先制成细粉，再与基质均匀混合。

通常情况下栓剂模型的容积是固定的，由于药物和基质密度的不同可容纳的质量也不同。通过置换价的计算可以确定栓剂基质的量。一般用同体积药物和可可豆脂的重量比表示置换价。如鞣酸的置换价为1.6，即表示1.6 g鞣酸和1 g可可豆脂所占的容积相等。

### 1. 栓剂制备一般流程

（1）挤压成型法（冷压法）　主要适用于油脂性基质栓剂。将基质磨碎或锉末，再与主药混匀，装入压栓机中，在配有栓剂模型的圆筒内，通过水压机或手动螺旋活塞挤压成型。

（2）模型成型法（热融法）　此法应用最广泛。先将基质水浴熔化，温度不宜过高，时间不宜过长（熔融2/3）时即可停止加热，加入药物混匀（溶解、乳化或混悬），最后将所得混合物趁热一次倾入涂有润滑剂的模型中，稍微溢出模口，冷却，待完全凝固后，用刀削去溢出部分，开启模型，将栓剂推出，包装即得。如栓剂上有多余的润滑剂，可用滤纸吸去。热熔法制备栓剂的一般工艺流程图见图16-1。

```
                          药物
                           │
                           ↓
基质 → 熔融 → 混匀 → 注模 → 冷却成型 → 削平 → 启模 → 质检 → 包装
```

**图16-1　热熔发制备栓剂的一般工艺流程图**

（3）自动模制成形法　自动化模制机能将栓剂制备全过程由机器完成，包括倾注冷却，脱模清模等全过程。最常见的有自动旋转式制栓机。近年来还有用铝箔或聚乙烯氟乙烯等塑料作为包装材料，由热压或吸塑模制成栓剂模孔，将软材直接灌注于其中封口，冷凝即得；将栓剂成型或包装连在一起的"一条式"制栓机器。

**2. 注意事项**

（1）栓剂中药物与基质应混合均匀，栓剂外形要完整光滑。

（2）注模时温度要适宜，温度过高，在冷却过程中不溶性成分易沉降，注模时要一次注入避免分层，并适当溢出模口，避免因热胀冷缩导致表面凹陷。

（3）栓剂模孔内所涂润滑剂有两类　①脂肪性基质常用软肥皂：甘油：90%乙醇为1：1：5的醇溶液；②水溶性或亲水性基质则用油类润滑剂，如液状石蜡、植物油等。

（4）栓剂制成后，分别用药品包装纸包裹，置于玻璃瓶或纸盒内，在25 ℃以下贮藏。

**3. 生产设备**　栓剂生产设备见图16-2。

小型栓剂生产机

高精度栓模

图16-2 栓剂常见生产设备

栓模　　　　　　　　　　　　　　　　栓模

栓模　　　　　　　　　　　　栓剂成产的跟踪监控

## 三、实训内容

### （一）甘油栓

【制剂处方】

| | |
|---|---|
| 甘油 | 8 g |
| 干燥碳酸钠 | 0.2 g |
| 硬脂酸 | 0.8 g |
| 纯化水 | 1 g |

【仪器与材料】

仪器：肛门栓模、蒸发皿、水浴、电炉、分析天平、崩解度测定仪等

材料：甘油、干燥碳酸钠、硬脂酸、纯化水等

【制备工艺】

取干燥碳酸钠与纯化水置蒸发皿内，加甘油混合后，置水浴上加热，缓缓加入硬脂酸细粉，边加边搅拌，待沸腾停止、溶液澄明，将此溶液注入涂过润滑剂（液状石蜡）的栓模中，共注3枚，放冷、整理，启模、取出即得。

【制剂质量检查与评价】

（1）重量差异　栓剂重量差异的限度应符合规定：取栓剂10粒，精密称定总量，

求得平均粒重后，再分别精密称定每粒的重量。每粒重量与平均粒重比较，超出重量差异的限度不得多于1粒，并不得超出限度的一倍（表16-1）。

表16-1　栓剂重量差异限度

| 平均粒重 | 重量差异限度 |
| --- | --- |
| 1.0 g及1.0 g以下 | ± 10% |
| 1.0 g以上至3.0 g | ± 7.5% |
| 3.0 g以上 | ± 5% |

（2）融变时限　取栓剂3粒，在室温放置1小时后，参照片剂崩解时限项下规定的装置和方法（可各加一挡板）检查，出另有规定外，脂肪性基质的栓剂应在30分钟内全部融化，或软化变形，水溶性基质的栓剂应在60分钟内全部溶解。

【作用与用途】

本品为肛门栓剂。用于年老体弱者便秘的治疗。

【分析与讨论】

（1）制备甘油栓时，水浴要保持沸腾，且蒸发皿底部要接触水面，使硬脂酸细粉（少量分次加入）与碳酸钠充分反应，直至沸腾停止、溶液澄明、皂化反应完全，才能停止加热。化学反应式如下：

$$2C_{17}H_{35}COOH+Na_2O_3 \longrightarrow 2C_{17}H_{35}COONa+O_2\uparrow+H_2O$$

产生的二氧化碳须除尽，否则所得的栓剂内含有气泡，影响美观。也有处方用硬脂酸钠直接和甘油加热混合制备，避免了皂化反应过程，提高了栓剂的质量。

（2）欲求外观透明，皂化必须完全（水浴上需1~2小时）加酸搅拌不宜太快，以免搅入气泡。

（3）碱量比理论量超过10%~15%，皂化快，成品软而透明。

（4）水分含量不宜过多，否则成品浑浊，也有主张不加水的。

（5）栓模预热至80 ℃左右，冷却较慢，成品硬度更适宜。

（6）甘油栓中含有大量甘油（90%~95%），与皂化产生钠肥皂，两者均具有轻泻作用。

【思考题】

（1）甘油栓的制备原理及操作时的注意事项是什么？

（2）甘油栓的作用机理是什么？

## （二）鞣酸栓

**【制剂处方】**

|  | 每枚用量（g） | 4枚用量（g） |
|---|---|---|
| 鞣酸 | 0.2 g | 0.8 g |
| 可可豆脂 | 适量 | 适量 |

**【仪器与材料】**

仪器：肛门栓模、蒸发皿、水浴、冰浴、电炉、分析天平、崩解度测定仪等

材料：可可豆脂、鞣酸等

**【制备工艺】**

（1）测空白栓重量（栓模大小） 取可可豆脂约4 g置蒸发皿内，移置水浴上加热，至可可豆脂约2/3熔融时，立即取下蒸发皿，搅拌使全部熔融，注入涂过润滑剂（肥皂醑）的栓模中，共注3枚，凝固后整理启模，取出栓剂，称重，其平均值即为该空白栓重量（或栓模大小）。

（2）根据药物的置换价，计算可可豆脂的用量 已知鞣酸的置换价为1.6，测得空白栓重量为$x$，欲制备3枚栓剂，实际投料需按4枚用量计算：

$$可可豆脂用量（g）=4x-\frac{0.2 \times 4}{1.6}$$

（3）按（1）所述方法，将计算量的可可豆脂置蒸发皿内，于水浴上加热至近熔化时取下，加入鞣酸细粉，搅拌均匀，近凝时注入已涂过润滑剂的栓模中，用冰浴迅速冷却凝固，整理、启模、取出即得。

**【制剂质量检查与评价】**

详见甘油栓"制剂质量检查与评价"项。

**【作用与用途】**

本品为肛门栓剂。局部收敛止血，治疗痔疮。

**【分析与讨论】**

为保证栓剂含量准确，在制备脂肪性基质栓剂时应考虑药物的置换价。已知置换价，可按下式计算每枚栓剂所需基质得力论用量：

$$M=E-\frac{D}{f}$$

式中：

$M$为所需基质量；$E$为空白栓剂的质量；$D$为每枚栓剂的药量；$f$为置换价

【思考题】

结合实验说明计算置换价有何意义？

## （三）醋酸氯己定栓

【制剂处方】

| | |
|---|---|
| 醋酸氯己定 | 0.1 g |
| 聚山梨酯80 | 0.4 g |
| 冰片 | 0.02 g |
| 乙醇 | 1 ml |
| 甘油 | 18.0 g |
| 明胶（细粒） | 5.4 g |
| 纯化水 | 加至40.0 g |
| 共制 | 4枚 |

【仪器与材料】

仪器：阴道栓模、蒸发皿、水浴、冰浴、电炉、分析天平、崩解度测定仪等

材料：甘油、明胶、醋酸氯己定、聚山梨酯80、冰片、乙醇、纯化水等

【制备工艺】

取处方量的明胶，置于称重的蒸发皿中，加纯化水40 ml，浸泡约30分钟，使之膨胀变软，再加甘油在水浴上加热使明胶溶解，继续加热使重量达36~40 g为止。

另取氯己定加入聚山梨酯80，并混匀，将冰片溶于乙醇中，在搅拌下与药液混合后再加入制好的甘油明胶中，搅拌均匀趁热灌入已涂好润滑剂的阴道栓模中（共4枚），冷却削平，启模，取出包装即得。

【制剂质量检查与评价】

详见甘油栓"制剂质量检查与评价"项。

【作用与用途】

本品为阴道栓剂，用于治疗宫颈糜烂及阴道炎。

【分析与讨论】

（1）醋酸必泰与聚山梨酯–80混匀，否则影响成品含量。

（2）将冰片溶于乙醇。

（3）成品应为淡黄色透明阴道栓剂。

（4）每枚含醋酸氯己定20 mg。

（5）处方中聚山梨酯80为表面活性剂，可以使醋酸氯己定均匀散于甘油明胶基质中。

（6）甘油明胶基质，具有弹性，且在体温时不熔融，而是缓缓溶于体液中释放出药物，故作用缓和持久。甘油明胶由甘油、明胶和水三者按一定比例组成，明胶需先用水浸泡溶胀变软，在加热才易溶解。甘油明胶多用于阴道栓的基质，具有弹性，体温时不熔融，但能缓缓溶于体液中，释出药物。其溶解速度与明胶、甘油和水三者的比例有关，甘油和水的含量高则易溶解。

【思考题】

甘油明胶作为栓剂基质的特点是什么？

## （四）替硝唑泡腾栓

【制剂处方】

| | |
|---|---|
| 每枚用量替硝唑 | 0.25 g |
| 聚乙二醇400 | 1.15 g |
| 聚乙二醇6000 | 0.50 g |
| 碳酸氢钠 | 0.28 g |
| 柠檬酸 | 0.26 g |

【仪器与材料】

仪器：阴道栓模、蒸发皿、水浴、冰浴、电炉、分析天平、崩解度测定仪等

材料：替硝唑、聚乙二醇400、聚乙二醇6000、碳酸氢钠、柠檬酸等

【制备工艺】

将柠檬酸、碳酸氢钠干燥，研细过筛备用。取聚乙二醇400和聚乙二醇6000混合，于水浴上加热熔融。在搅拌下加入替硝唑、碳酸氢钠及柠檬酸，混合均匀乘热倾入模具中，冷却，脱模即得。

【制剂质量检查与评价】

详见甘油栓"制剂质量检查与评价"项。

【作用与用途】

本品为阴道泡腾栓，用于滴虫性阴道炎及细菌性阴道病。

【分析与讨论】

将替硝唑制成阴道泡腾栓，使用后可产生大量泡沫，能增加药物与腔道黏膜的接触，使其渗入到黏膜褶深部，充分发挥疗效。处方中柠檬酸的用量超过理论用量，可使成酸性，有利于杀灭或抑制滴虫与厌氧菌。

## 四、制剂技能考核评价标准

| 测试项目 | 技能要求 | 分值 |
| --- | --- | --- |
| 实训准备 | 着装整洁，卫生习惯好<br>实验内容、相关知识，正确选择所需的材料及设备，正确洗涤 | 5 |
| 实训记录 | 正确、及时记录实验的现象、数据 | 10 |
| 实训操作 | 按照实际操作计算处方中的药物用量、基质用量，正确称量药物<br>按照实验步骤正确进行实验操作及仪器使用。按时完成 | 10 |
| | 栓剂的制备<br>（1）熔融基质操作正确、温度控制合理<br>（2）药物与基质混合均匀<br>（3）栓模清洁、涂润滑剂<br>（4）注模方式正确、温度控制合理<br>（5）冷却、削平、启模、包装操作正确 | 40 |
| | 栓剂质量考察<br>（1）重量差异检查操作正确<br>（2）融变时限检查操作正确 | 10 |
| 成品质量 | 本品为甘油栓/鞣酸栓/醋酸氯己定栓/替硝唑泡腾栓，药物与基质应混合均匀，栓剂外形要完整光滑；并应有适宜的硬度，以免在包装或贮藏时变形。重量差异、融变时限符合药典要求 | 10 |
| 清场 | 按要求清洁仪器设备、实验台，摆放好所用药品 | 5 |
| 实训报告 | 实验报告工整，项目齐全，结论准确，并能针对结果进行分析讨论 | 10 |
| 合计 | | 100 |

（邱妍川）

# 实训十七　膜剂和涂膜剂的制备

## 一、实训目的

1. **掌握**　匀浆制膜法（涂膜法）制备小批量膜剂的方法；涂膜剂的制备方法。
2. **熟悉**　常用成膜材料的性质和特点。

## 二、实训指导

（1）膜剂　系指药物与适宜的成膜材料经加工制成的膜状制剂，供口服或黏膜外用。膜剂的研究始于20世纪60年代，70年代开始国内外对膜剂的研究应用有较大的发展，目前我国正式投产的膜剂约有30余种。膜剂可供口服、口含、舌下给药、眼结膜囊内给药、阴道内给药、皮肤或黏膜创伤贴敷等。一些膜剂，尤其是鼻腔、皮肤用药的膜剂亦可起到药效达至全身的作用。

成膜材料的性能、质量不仅对膜剂成型工艺有影响，而且对膜剂的药效及成品质量产生重要影响。膜剂的处方主要由主药、成膜材料和附加剂组成，附加剂主要有增塑剂、着色剂等。

膜剂的制备方法主要有匀浆制膜法、热塑制膜法与复合制膜法；匀浆制膜法又称涂膜法、流涎法，是目前国内制备膜剂最常用的方法。其流程如下：

（2）涂膜剂　系指药物溶解或分散于含成膜材料的溶剂中，涂搽患处后形成薄膜的外用液体制剂。

涂膜剂主要由药物、成膜材料和挥发性有机溶剂组成，此外，也常使用增塑剂等附加剂。

## 三、实训内容

### （一）卡巴克洛膜剂的制备

**【制剂处方】**

| | |
|---|---|
| 卡巴克洛 | 25 g |
| 鱼肝油 | 2.5 g |
| 甘油 | 1.0 g |
| 聚乙烯醇（PVA） | 2.5 g |
| 羟甲纤维素（CMC） | 1.0 g |
| 吐温-80 | 1.0 ml |
| 纯化水 | 40 ml |

**【仪器与材料】**

仪器：托盘天平、玻璃棒、烧杯、玻璃板等

材料：卡巴克洛、鱼肝油、甘油、PVA、CMC、吐温-80、液状石蜡、纯化水

**【制备工艺】**

（1）取 PVA 及 CMC、甘油、吐温-80 和蒸馏水 40 ml 于烧杯内浸泡，溶胀（过夜）后于水浴上加热溶解，加入鱼肝油。

（2）将主药研细，用 5~10 ml 水溶解，过滤，加入到上液中混匀，倾于涂有少量液状石蜡的玻璃板上，使成薄膜自然干燥（或于 800C 烘干）即得。

**【制剂质量检查与评价】**

本品外观完整光洁，厚度一致，色泽均匀，无明显气泡。

**【作用与用途】**

主要用于毛细血管通透性增加所致的出血，如特发性紫癜、视网膜出血、慢性肺出血、胃肠出血、鼻衄、咯血、血尿、痔出血、子宫出血、脑溢血等。

**【分析与讨论】**

（1）PVA 浸泡时间要长，一定要使其充分膨胀，然后加热使溶解，加速溶解时避免搅拌，以免产生气泡；加药物入成膜材料中时，搅拌要缓慢；涂膜时不得搅拌，温度要适当，若过高可造成膜中发泡。

（2）玻璃板洗后自然晾干，涂膜前先涂擦液状石蜡，可以利于药膜的脱膜。

（3）成膜后，80 ℃烘干。

**【思考题】**

（1）处方中各成分的作用？

（2）膜剂在应用上有哪些特点？

## （二）利福平眼用膜剂的制备

**【制剂处方】**

| | |
|---|---|
| 利福平 | 0.15 g |
| PVA | 4.5 g |
| 甘油 | 0.5 g |
| 注射用水 | 加至 50 ml |

**【仪器与材料】**

仪器：托盘天平、玻璃棒、烧杯、玻璃板等

材料：利福平、甘油、PVA、注射用水

**【制备工艺】**

（1）将PVA、甘油加注射用水混匀，浸润充分膨胀。

（2）将膨胀后的PVA置水浴加热使溶解，备用，四层纱布过滤，稍放冷。

（3）加入研成细粉的利福平，混匀。

（4）常温静置，消去气泡。

（5）将玻璃板预热至相同温度后，涂膜，推涂成厚度均匀的薄层。

（6）将其晾干或低温烘干，小心揭下药膜，封装于塑料袋中，即得。

**【制剂质量检查与评价】**

本品外观完整光洁，厚度一致，色泽均匀，无明显气泡。

**【作用与用途】**

本品用于治疗沙眼、结膜炎、角膜炎等症状。

## （三）复方鞣酸涂膜剂的制备

**【制剂处方】**

| | |
|---|---|
| 鞣酸 | 50 g |
| 间苯二酚 | 50 g |
| 水杨酸 | 30 g |

| | |
|---|---|
| 苯甲酸 | 30 g |
| 苯酚 | 30 g |
| $PVA_{05-88}$ | 40 g |
| 甘油 | 100 ml |
| 纯化水 | 400 ml |
| 乙醇 | 加至1000 ml |

**【仪器与材料】**

仪器：托盘天平、玻璃棒、烧杯

材料：鞣酸、间苯二酚、水杨酸、苯甲酸、苯酚、PVA、甘油、乙醇、纯化水

**【制备工艺】**

（1）取$PVA_{05-88}$加入纯化水中充分膨胀后，在水浴上加热使其完全溶解。

（2）另取鞣酸、间苯二酚、水杨酸、苯甲酸依次溶于适量乙醇中，加入苯酚及甘油，添加乙醇使成550 ml搅匀。

（3）将（2）中的溶液缓缓加至（1）中，边加边搅拌，并添加乙醇至1000 ml，搅匀，即得。

**【制剂质量检查与评价】**

本品为半透明、黏稠状液体。

**【作用与用途】**

本品主要用于治疗脚癣、甲癣、体股癣及神经性皮炎。

**【分析与讨论】**

（1）乙醇作为本处方的挥发性有机溶剂。

（2）涂膜剂制备时，先将高分子化合物置于适当溶剂中使其溶解，再加入药物及其他附加剂即可。

**【思考题】**

（1）本处方中各成分的作用有哪些？

（2）涂膜剂在应用上有何特点？

## 四、制剂技能考核评价标准

| 测试项目 | 技能要求 | 分值 |
|---|---|---|
| 实训准备 | 穿着工作服，卫生习惯良好，操作安静、讲礼貌<br>熟悉实验内容、相关知识，正确选择所需的材料及设备，正确洗涤 | 5 |
| 实训记录 | 正确、及时记录实验的现象、数据 | 10 |
| 实训操作 | 按照实际操作计算处方中的药物用量，正确称量药物<br>按照实验步骤正确进行实验操作及仪器使用，按时完成 | 10 |
| 实训操作 | 卡巴克洛膜剂的制备：<br>（1）取PVA及CMC、甘油、吐温-80和蒸馏水40 ml于烧杯内浸泡，溶胀（过夜）后于水浴上加热溶解，加入鱼肝油<br>（2）将主药研细，用5~10 ml水溶解，过滤，加入到上液中混匀，倾于涂有少量液状石蜡的玻璃板上，使成薄膜自然干燥（或于800C烘干）即得<br><br>利福平眼用膜剂的制备：<br>（1）将PVA、甘油加注射用水混匀，浸润充分膨胀<br>（2）将膨胀后的PVA置水浴加热使溶解，备用，四层纱布过滤，稍放冷<br>（3）加入研成细粉的利福平，混匀<br>（4）常温静置，消去气泡<br>（5）将玻璃板预热至相同温度后，涂膜，推涂成厚度均匀的薄层<br>（6）将其晾干或低温烘干，小心揭下药膜，封装于塑料袋中，即得<br><br>复方鞣酸涂膜剂的制备：<br>（1）取PVA05-88加入纯化水中充分膨胀后，在水浴上加热使其完全溶解<br>（2）另取鞣酸、间苯二酚、水杨酸、苯甲酸依次溶于适量乙醇中，加入苯酚及甘油，添加乙醇使成550 ml搅匀<br>（3）将（2）中的溶液缓缓加至（1）中，边加边搅拌，并添加乙醇至1000 ml，搅匀，即得 | 50 |
| 成品质量 | 卡巴克洛膜剂：外观完整光洁，厚度一致，色泽均匀，无明显气泡<br>利福平眼用膜剂：外观完整光洁，厚度一致，色泽均匀，无明显气泡<br>复方鞣酸涂膜剂：半透明、黏稠状液体 | 10 |
| 实训清场 | 按要求清洁仪器设备、实验台，摆放好所用药品 | 5 |
| 实训报告 | 实验报告工整，项目齐全，结论准确，并能针对结果进行分析讨论 | 10 |
| 合计 | | 100 |

（邱妍川　马　潋）

# 实训十八　散剂与胶囊剂的制备

## 一、实训目的

1. **掌握**　散剂的制备工艺流程；等量递加法混合药物的操作。

2. **熟悉**　固体药物的粉碎、过筛、混合操作及注意事项；散剂的分剂量方法、质量检查及包装方法。

3. **了解**　共熔现象。

## 二、实训指导

1. **散剂**　系指药物或与适宜辅料经粉碎、均匀混合而制成的干燥粉末状制剂，供内服或局部用。内服散剂一般溶于或分散于水或其他液体中服用，亦可直接用水送服。局部用散剂可供皮肤、口腔、咽喉、腔道等处应用；专供治疗、预防和润滑皮肤为目的的散剂亦可称撒布剂或撒粉。散剂制备的操作要点如下。

（1）称取　正确选择天平，掌握各种结聚状态药品的称重方法。

（2）粉碎　是制备散剂和有关剂型的基本操作。要求学生根据药物的理化性质、使用要求，合理地选用粉碎方法及工具。

（3）过筛　掌握基本方法，明确过筛操作应注意的问题。

（4）混合　混合均匀度是散剂质量的重要指标，特别是含少量医疗用毒性药品及贵重药品的散剂。为保证混合均匀，应采用等量递加法（配研法）。对含有少量挥发油及共熔成分的散剂，可用处方中其他成分吸收，再与其他固体成分混合。

（5）包装　学会分剂量散剂包五角包、四角包、长方包等包装方法。

（6）质量检查　根据药典规定进行。

2. **胶囊剂**　硬胶囊剂是将一定量的药物加辅料制成均匀的粉末或颗粒，充填于空心胶囊中制成的剂型。胶囊剂是使用广泛的口服剂型之一，具有以下特点：可掩盖药物的不良臭味、崩解快、吸收好、剂量准确、稳定性好、质量容易控制等。随着制药设备的不断发展，全自动胶囊填充机的广泛使用，大大提高了硬胶囊剂的生产效率和质量，同时也降低了生产成本。硬胶囊剂的制备一般分为填充物料的制备、胶囊填充、胶囊抛光、分装和包装等过程，一般生产工艺流程详见图18-1。其中胶囊填充是关键步骤。

图18-1　硬胶囊剂一般生产工艺流程图

空胶囊的规格与选择：空胶囊有八种规格，其编号、重量、容积见表18-1。由于药物填充多用容积控制，而各种药物的密度、晶型、细度以及剂量不同，所占的体积也不同，故必须选用适宜大小的空胶囊。一般凭经验或试装来决定。

表18-1　空心胶囊的编号、重量和容积

| 编号 | 000 | 00 | 0 | 1 | 2 | 3 | 4 | 5 |
|---|---|---|---|---|---|---|---|---|
| 重量（mg） | 162 | 142 | 92 | 73 | 53.3 | 50 | 40 | 23.3 |
| 容积（ml） | 1.37 | 0.95 | 0.68 | 0.50 | 0.37 | 0.30 | 0.21 | 0.13 |

**3. 手工填充药物**

（1）把排列盘放在冒板上，放入适量胶囊帽并晃动。使胶囊帽口部向上落入胶囊板的胶囊孔中。

（2）倒出多余胶囊帽、取下排列盘。

（3）再把排列盘放在体板上，放入适量胶囊体并晃动使胶囊体口部向上落入胶囊板的胶囊孔中。

（4）倒出多余胶囊体、拿掉排列盘。

（5）在体板上倒上适量药粉并用刮粉板来回刮动数次使药粉均匀进入胶囊、直到胶囊完全压紧、填满，再刮净多余药粉。

（6）把中间板孔径大的一面盖在帽板上，使胶囊帽的口部进入中间板的套合孔中。

（7）将重叠的帽板和中间板翻转盖在已装好药粉的体板上并对齐。

（8）双手轻轻地摇晃着下压使胶囊呈预锁合状态，再把整套板翻转使帽板向下并用力下压使胶囊锁合。

（9）然后整套板翻转，拿掉帽板，取出中间板，这时填充好的胶囊都在中间板上。翻转中间板胶囊落入容器中，即完成一次胶囊填充。

**4. 胶囊剂的封口** 空胶囊的体、帽两节的套合方式有平口与锁口两种。生产中一般使用平口套合，此种套合不如锁口套合密封性好，故须封口。封口材料常用与制备空胶囊相同浓度的明胶液，如明胶20%、水40%、乙醇40%的混合液；也可用平均分子量40000的PVP 2.5%，聚乙烯聚丙二醇共聚物0.1%、乙醇97.4%的混合液；或苯乙烯马来酸共聚物2.5%、乙醇97.5%的混合液。

**5. 生产设备** 见图18-2。

陶瓷乳钵 　　　 玻璃乳钵 　　　 药筛 　　　 胶囊板

**图18-2　手工制备散剂、胶囊剂常用设备**

## 三、实训内容

### （一）痱子粉的制备

**【制剂处方】**

| | |
|---|---|
| 薄荷脑 | 6 g |
| 樟脑 | 6 g |
| 麝香草酚 | 6 g |
| 薄荷油 | 6 ml |
| 水杨酸 | 11 g |
| 硼酸 | 85 g |
| 升华硫 | 40 g |
| 氧化锌 | 60 g |
| 淀粉 | 100 g |
| 滑石粉 | 680 g |
| 共制 | 1000 g |

**【仪器与材料】**

仪器：天平、药勺、玻璃乳钵、陶瓷乳钵、120 目药筛

材料：薄荷脑、樟脑、麝香草酚、薄荷油、升华硫、水杨酸、硼酸、氧化锌、淀粉、滑石粉

**【制备工艺】**

取薄荷脑、樟脑、麝香草酚研磨至全部液化，并与薄荷油混匀；另将升华硫、水杨酸、硼酸、氧化锌、淀粉、滑石粉研细，过七号筛（120 目）；将共熔混合物与混合细粉按等量递加法研磨混匀，过七号筛，即得。

（1）粉料的粉碎混合　见图 18-3。

图 18-3　粉料粉碎、混合工艺流程图

（2）共熔混合物的制备　见图 18-4。

图 18-4　共熔混合物制备工艺流程图

（3）液体与粉料混合　见图 18-5。

图 18-5　液体与粉料混合工艺流程图

**【制剂质量检查与评价】**

（1）取成品适量，置光滑纸上，平铺约 5 cm²，将其表面压平，在亮处观察，外观

颜色均匀一致,无花纹与色斑。

(2)粉末干燥、细腻能过七号筛。

**【作用与用途】**

本品有吸湿、止痒及收敛作用,用于痱子、汗疹等。洗净患处,撒布用。

**【分析与讨论】**

(1)处方中薄荷脑、樟脑、麝香草酚研磨混合时,可产生共熔现象。由于共熔后,药理作用几乎无变化,但是如果混合不均匀将出现结块现象。故先将其共熔,再用处方中其他固体组分吸收混匀。研磨时应全部液化,再与薄荷油混合。

(2)由于水杨酸与硼酸均为结晶性物料,颗粒较大,研细后与升华硫、氧化锌、淀粉研磨混合,再与滑石粉按等量递加法研磨混合均匀。

(3)痱子粉为外用散剂,应为最细粉,过七号筛。

(4)检查外观均匀度。

**【思考题】**

(1)处方中有共熔成分时该如何操作?

(2)处方中固体粉末较多时该怎样混匀?

## (二)硫酸阿托品散的制备

**【制剂处方】**

| | |
|---|---|
| 硫酸阿托品 | 1 g |
| 1%着色乳糖 | 1 g |
| 乳糖 | 98 g |
| 共制 | 100 g |

**【仪器与材料】**

仪器:天平、药勺、玻璃乳钵、100目药筛

材料:乳糖、硫酸阿托品、着色乳糖

**【制备工艺】**

取乳糖置乳钵中研磨,使乳钵内壁饱和后倾出(或放置到混合机中进行运转,使混合机器壁饱和),将硫酸阿托品与着色乳糖置乳钵(或混合机)中研匀,再按等量递加法逐渐加入所需量的乳糖,研磨混匀,过六号筛(100目),分装,每包0.1 g,即得(图18-6)。

图18-6　硫酸阿托品散制备工艺流程图

【制剂质量检查与评价】

（1）取成品适量，置光滑纸上，平铺约5 cm²，将其表面压平，在亮处观察，颜色均匀一致，无花纹色斑。

（2）粉末应均匀、细腻。

【作用与用途】

本品可解除平滑肌痉挛，用于胃肠、肾、胆绞痛等。口服，需要时服一包。

【分析与讨论】

（1）硫酸阿托品为毒性药品，剂量要求严格，称取量要准确，分剂量应采用重量法。

（2）硫酸阿托品及用来稀释的乳糖均为白色，单纯放在一起混合，即使采用等比例混合也很难混合均匀。在加入着色剂时，应先与药物等比例混匀，再与其余乳糖混合，可以通过颜色是否均匀来辅助判断是否混匀。

（3）应选用玻璃乳钵，先研磨乳糖以饱和乳钵壁，以防止乳钵对主药的吸附。

（4）硫酸阿托品百倍散与乳糖要按等量递加法研磨混匀，过六号筛。

（5）用过的乳钵应洗净，以免残留药品或色素污染其他药品。

（6）必须做好成品回收、保管方面的工作。

【思考题】

（1）主药量较少和其他粉末研磨时该如何操作？

（2）处方中有毒性药品粉末时该怎样混匀？

（三）解毒散的制备

【制剂处方】

| | |
|---|---|
| 药用炭 | 5.0 g |
| 氧化镁 | 2.5 g |
| 鞣酸 | 2.5 g |

**【仪器与材料】**

仪器：天平、药勺、玻璃乳钵等

材料：氧化镁、鞣酸、药用炭

**【制备工艺】**

取氧化镁先单独研细，加鞣酸混合，再加药用炭研和至色泽一致，无颗粒为止。

**【制剂质量检查与评价】**

（1）粉末疏松、干燥、细腻。

（2）取成品适量，置光滑纸上，平铺约5 cm²，将其表面压平，在亮处观察，颜色均匀一致，无白色颗粒出现。

**【作用与用途】**

本品用于腹泻、胃肠胀气，也用于化学品或药物的中毒急救。

**【分析与讨论】**

（1）应选用玻璃乳钵。

（2）氧化镁要尽量研细否则成品里面会看见白色颗粒。

（3）用放大镜观察均匀度。

**【思考题】**

该怎样检查解毒散的质量？

## （四）空胶囊的填充

**【仪器与材料】**

仪器：空胶囊壳、胶囊板、玻璃乳钵、六号药筛、棉签

材料：硼砂、药粉

**【制备工艺】**

（1）取硼砂在玻璃乳钵中研细，过六号筛。

（2）将胶囊板放在干净整洁的桌面上，洗净双手或带上专用手套。

（3）把排列盘放在帽板上，放入适量胶囊帽并晃动。使胶囊帽口部向上落入胶囊板的胶囊孔中。

（4）倒出多余胶囊帽、取下排列盘。

（5）再把排列盘放在体板上，放入适量胶囊体并晃动使胶囊体口部向上落入胶囊板的胶囊孔中。

（6）倒出多余胶囊体、拿掉排列盘。

（7）在体板上倒上已经研细的硼砂粉并用刮粉板来回刮动数次使药粉均匀进入胶

囊，直到胶囊完全压紧、填满，再刮净多余药粉。

（8）把中间板孔径大的一面盖在帽板上、使胶囊帽的口部进入中间板的套合孔中。

（9）将重叠的帽板和中间板翻转盖在已装好药粉的体板上并对齐。

（10）双手轻轻地摇晃着下压使胶囊呈预锁合状态，再把整套板翻转使帽板向下并用力下压使胶囊锁合。

（11）然后整套板翻转，拿掉帽板，取出中间板，这时填充好的胶囊都在中间板上。翻转中间板胶囊落入容器中，即完成一次胶囊填充。

（12）用明胶20%、水40%、乙醇40%的混合液对胶囊剂的封口。

**【制剂质量检查与评价】**

（1）外观　外观应整洁，不得有黏结、变形或破裂现象，并应无异臭。硬胶囊的内容物应干燥、松散、混合均匀。

（2）装量差异限度　取供试品10粒，分别精密称定重量，倾出内容物（不得损失囊壳）；硬胶囊剂囊壳用刷或其他适宜的用具拭净，软胶囊剂囊壳用乙醚等易挥发性溶剂洗净；置通风处使溶剂挥尽；再分别精密称定囊壳重量，求出每粒内容物的装量。每粒装量与标示装量相比较（有含量测定项的或无标示装量的胶囊剂与平均装量相比较），应在 ±10.0% 以内，超出装量差异限度的不得多于2粒，并不得有1粒超出限度1倍。

（3）崩解时限　照《中国药典》2015版崩解时限检查法检查。除另有规定外，应符合规定。凡规定检查溶出度的胶囊剂，不再检查崩解时限。肠溶胶囊剂的崩解时限，应先在人工胃液中检查2小时，再在人工肠液中检查。

**【思考题】**

怎么判断空胶囊是否填满？

## 四、制剂技能考核标准评价

| 测试项目 | 技能要求 | 分值 |
|---|---|---|
| 实训准备 | 着装整洁，卫生习惯好<br>实验内容、相关知识，正确选择所需的材料及设备，正确洗涤 | 5 |
| 实训记录 | 正确、及时记录实验的现象、数据 | 10 |
| 实训操作 | 按照实际操作计算处方中的药物用量，正确称量药物<br>按照实验步骤正确进行实验操作及仪器使用，按时完成 | 10 |
| 实训操作 | 痱子粉：<br>（1）樟脑和麝香草酚在玻璃乳钵里面研磨的时候一定要先研磨出液体，才能加入薄荷油<br>（2）硼酸要加入一滴乙醇进行加液研磨 | 50 |

续表

| 测试项目 | 技能要求 | 分值 |
|---|---|---|
| 实训操作 | （3）四种固体药物要在陶瓷乳钵里面分别单独研磨<br>（4）将陶瓷乳钵中的固体粉末加入玻璃乳钵中吸收液体的时候要采用"等量递加"法<br>（5）将粉末过筛的时候不能一次性加入筛网中，每次只能加入筛网面积的1/3的粉末<br>（6）不能通过筛网的药物要重新倒回乳钵中研细再过筛<br><br>硫酸阿托品散：<br>（1）干燥乳钵要用乳糖先饱和<br>（2）先将硫酸阿托品与着色剂混匀<br>（3）采用"等量递加"法加入剩余的乳糖混匀<br><br>解毒散：<br>（1）在加入氧化镁研磨时要选用干燥乳钵且要研磨得足够细<br>（2）氧化镁与鞣酸混合的时候要尽量研磨均匀<br>（3）药用炭要用硫酸纸称量<br><br>胶囊剂：<br>（1）将完整空胶囊分开，按顺序排列在胶囊板的凹槽中<br>（2）将要填充的粉末到在胶囊板上，用力挤压粉末，使其尽量填满空胶囊<br>（3）将填好的胶囊体取出和胶囊帽合成一体，擦净外面的粉末 | 50 |
| 成品质量 | 痱子粉：白色的干燥粉末，疏松、不黏结<br><br>硫酸阿托品散：粉色的干燥粉末，疏松、不黏结，颜色均匀一致<br><br>解毒散：黑色的干燥疏松粉末，无白色可见颗粒，颜色均匀一致<br><br>胶囊剂：外观紧实，无形变，不黏结 | 10 |
| 清场 | 按要求清洁仪器设备、实验台，摆放好所用药品 | 5 |
| 实训报告 | 实验报告工整，项目齐全，结论准确，并能针对结果进行分析讨论 | 10 |
| 合计 | | 100 |

（邱妍川）

# 实训十九　颗粒剂的制备

## 一、实训目的

**掌握**　颗粒剂的制备方法；制湿颗粒的操作要点；颗粒剂的质量判断标准。

## 二、实训指导

颗粒剂系指药物或药材提取物与适宜的辅料或药材细粉制成的干燥颗粒状制剂。制备工艺详见图19-1。

原辅料的处理 → 制粒 → 干燥 → 整粒 → 质量检查 → 包装

**图19-1　颗粒剂一般生产工艺流程图**

1. **原辅料的处理**　根据药材的有效成分不同，可采用不同的溶剂和方法进行提取，一般多用煎煮法提取有效成分，用等量乙醇精制时放置的时间、回收乙醇后放置的时间可根据实验安排情况，适当延长，以沉淀完全，上清液易于分离为宜。

2. **制颗粒**　掌握湿法制粒的操作方法。控制清膏的相对密度时由于生产量较小，不方便用比重计测量，也可用桑皮纸上测水印的方法适当掌握，以不出现或仅出现少量水印为度；加辅料的量一般不超过清膏量的5倍，以手"握之成团，轻压即散"即可；如果软材不易分散，可用乙醇调整干湿度，以降低黏性，易于过筛，并使得颗粒易于干燥。

3. **干燥与整粒**　湿颗粒立即在60~80℃常压干燥。整粒后将芳香挥发性物质、对湿热不稳定的药物加到干颗粒中。

4. **包装**　颗粒剂易吸潮变质，为保证颗粒剂质量，应选择适宜的包装材料进行包装。

5. **生产设备**　见图19-2。

摇摆式颗粒机 烘箱 振荡筛

图19-2 颗粒剂部分生产设备

## 三、实训内容

### （一）感冒退热颗粒剂的制备

**【制剂处方】**

| | |
|---|---|
| 大清叶 | 200 g |
| 连翘 | 100 g |
| 板蓝根 | 200 g |
| 拳参 | 100 g |

**【仪器与材料】**

仪器：药勺、天平、100 ml烧杯、250 ml烧杯、10 ml量杯、25 ml量杯、滴管、玻璃棒、漏斗、滤纸、酒精灯、铁丝网、铁架台、蒸发皿、玻璃乳钵、10目药筛、16目药筛

材料：大清叶、连翘、板蓝根、拳参

**【制备工艺】**

以上四味，加纯化水浸泡5分钟，煎煮2次，第一次20分钟，第二次15分钟，合并煎液，滤过，滤液浓缩至相对密度约为1.08（90~95℃），待冷至室温，加等量的乙醇使沉淀，静置；取上清液浓缩至相对密度1.20（60~65℃），加等量的水，搅拌，静置15分钟，取上清液浓缩成相对密度为1.38~1.40（60~65℃）的清膏。取清膏1份、蔗糖粉3份、糊精1.25份及乙醇适量，制成颗粒，干燥，即得。

**【制剂质量检查与评价】**

（1）外观 颗粒剂应干燥、颗粒均匀、色泽一致，无吸潮、软化、结块、潮解等

现象。

（2）粒度　除另有规定外，取单剂量包装的颗粒剂5袋（瓶）或多剂量包装颗粒剂1包（瓶），称定重量，置药筛内过筛。过筛时，将筛保持水平状态，左右往返轻轻筛动3分钟。不能通过一号筛和能通过四号筛的颗粒和粉末总和，不得超过8.0%。

（3）水分　取供试品，照水分测定法（《中国药典》2015版第四部0832项）测定。除另有规定外，不得过5.0%。

（4）溶化性　取供试品（颗粒剂10 g；块形冲剂1块，称定重量），加热水20倍，搅拌5分钟，可溶性颗粒剂应全部溶化，允许有轻微浑浊；混悬性颗粒剂应能混悬均匀，并均不得有焦屑等异物；泡腾性颗粒剂遇水时应立即产生二氧化碳气，并呈泡腾状。

（5）其他　参照2015版《中国药典》。

【作用与用途】

清热解毒。用于上呼吸道感染，急性扁桃体炎，咽喉炎。开水冲服，一次2~4袋，一日3次。

【分析与讨论】

（1）为使成品纯净，提取液浓缩至相对密度约为1.08加等量的乙醇使沉淀，以除去树胶、蛋白等杂质，同时便于制粒。

（2）制备的糖粉需600 ℃干燥，除去结晶水。

【思考题】

本品中加入乙醇的作用？

（二）板蓝根颗粒剂的制备

【制剂处方】

| | |
|---|---|
| 板蓝根 | 1400 g |
| 糊精 | 适量 |
| 蔗糖 | 适量 |
| 共制 | 1000 g |

【仪器与材料】

仪器：药勺、天平、100 ml烧杯、250 ml烧杯、10 ml量杯、25 ml量杯、滴管、玻璃棒、漏斗、滤纸、酒精灯、铁丝网、铁架台、蒸发皿、玻璃乳钵、10目药筛、16目药筛

材料：板蓝根、糊精、蔗糖

**【制备工艺】**

取板蓝根1400 g，加水煎煮两次，第一次2小时，第二次1小时，煎液滤过，滤液合并，浓缩至相对密度为1.20（50 ℃），加乙醇使含醇量达60%，静置使沉淀，取上清液，回收乙醇并浓缩至适量，加入适量的蔗糖粉和糊精，制成颗粒，干燥，制成1000 g，即得（图19-3）。

（1）药材煎煮

（2）精制浓缩

（3）制颗粒

**图 19-3 板蓝根颗粒剂生产工艺流程图**

**【制剂质量检查与评价】**

（1）外观 颗粒剂应干燥、颗粒均匀、色泽一致，无吸潮、软化、结块、潮解等现象。

（2）粒度 除另有规定外，取单剂量包装的颗粒剂5袋（瓶）或多剂量包装颗粒剂1包（瓶），称定重量，置药筛内过筛。过筛时，将筛保持水平状态，左右往返轻轻筛动3分钟。不能通过一号筛和能通过四号筛的颗粒和粉末总和，不得超过8.0%。

（3）水分 取供试品，照水分测定法（《中国药典》2015版第四部0832项）测定。除另有规定外，不得过5.0%。

（4）溶化性 取供试品（颗粒剂10 g；块形冲剂1块，称定重量），加热水20倍，搅拌5分钟，可溶性颗粒剂应全部溶化，允许有轻微浑浊；混悬性颗粒剂应能混悬均匀，并均不得有焦屑等异物；泡腾性颗粒剂遇水时应立即产生二氧化碳气，并呈泡腾状。

（5）其他　参照2015版《中国药典》。

**【作用与用途】**

本品具有清热解毒，凉血利咽的功能。用于病毒性感冒、咽喉肿痛。

**【分析与讨论】**

（1）药材加水浸泡20~30分钟，煎煮时沸前用武火，沸后用文火。

（2）煎液浓缩时，应不断搅拌。

（3）放冷后加乙醇并充分搅拌，放置过夜使沉淀完全。

（4）上清液可用减压蒸馏法回收乙醇，并浓缩至适量。

（5）稠膏与糖粉、糊精混合时，稠膏的温度在40℃左右为宜。温度过高糖粉熔化，软材黏性太强，使颗粒坚硬。温度过低难以混合均匀。

（6）制软材过程中，必要时可加适当浓度乙醇，降低清膏的黏性，调整软材干湿度。

（7）浓缩后的清膏黏稠性大，与辅料混合时应充分搅拌，至色泽均匀为止。混合操作要迅速，否则糖粉熔化，以致软材太黏，给过筛制粒带来困难。

（8）用16目筛制湿颗粒。湿颗粒在60℃干燥。干燥后过筛整粒。

**【思考题】**

（1）糖粉和糊精在处方中起何作用？

（2）制备颗粒剂的要点是什么？

## 四、制剂技能考核评价标准

| 测试项目 | 技能要求 | 分值 |
| --- | --- | --- |
| 实训准备 | 着装整洁，卫生习惯好<br>实验内容、相关知识，正确选择所需的材料及设备，正确洗涤 | 5 |
| 实训记录 | 正确、及时记录实验的现象、数据 | 10 |
| 实训操作 | 按照实际操作计算处方中的药物用量，正确称量药物<br>按照实验步骤正确进行实验操作及仪器使用，按时完成 | 10 |
| | 感冒退热颗粒剂：（1小时）<br>（1）四种药材在水中浸泡5分钟后才加热<br>（2）第一次煎煮液与第二次煎煮液合并后浓缩至15 ml，颜色为深棕色<br>（3）浓缩液加乙醇进冰箱后尽量让杂质沉淀，过滤时要注意漏斗不要被堵塞住<br>（4）滤液在浓缩的时候一定要采用水浴加热的方式<br>（5）在加入赋形剂制备湿颗粒的时候一定要掌握好"握之成团，触之即散"的原则<br>（6）干燥颗粒时，速度不能太快，以免造成"外干内湿"的假象 | 50 |

续表

| 测试项目 | 技能要求 | 分值 |
|---|---|---|
| 实训操作 | 板蓝根颗粒剂：（3小时）<br>（1）药材在煎煮时要注意水的蒸发速度，火不能太大<br>（2）两次煎煮后的浓缩液要冷却后再加入乙醇沉淀<br>（3）在加入赋形剂制备湿颗粒的时候一定要掌握好"握之成团，触之即散"的原则<br>（4）干燥颗粒时，速度不能太快，以免造成"外干内湿"的假象 | 50 |
| 成品质量 | 感冒退热颗粒剂：棕色的干燥颗粒，疏松、不黏结<br>板蓝根颗粒剂：棕色的干燥颗粒，疏松、不黏结 | 10 |
| 清场 | 按要求清洁仪器设备、实验台，摆放好所用药品 | 5 |
| 实训报告 | 实验报告工整，项目齐全，结论准确，并能针对结果进行分析讨论 | 10 |
| 合计 |  | 100 |

（刘艺萍）

# 实训二十　片剂的制备

## 一、实训目的

1. **掌握**　湿法制粒压片的工艺过程；单冲压片机的使用方法及片剂质量的检查方法。

2. **熟悉**　压片力及崩解剂等对片剂的硬度或崩解的影响。

## 二、实训指导

1. **片剂生产工艺流程**　片剂的制备方法有制粒压片（分为湿法制粒和干法制粒），粉末直接压片和结晶直接压片。其中，湿法制粒压片最为常见，现将传统湿法制粒压片的生产工艺过程详见图20-1。

**图20-1　片剂一般生产工艺流程图**

2. **片重的计算**

$$片重 = \frac{每片应含主药量（标示量）}{干颗粒中主药百分含量测得值}$$

根据片重选择筛目与冲膜直径，其之间的常用关系可参考表20-1。根据药物密度不同，可进行适当调整。

表20-1　根据片重可选的筛目与冲膜的尺寸

| 片重（mg） | 筛目数 | | 冲膜直径 |
| --- | --- | --- | --- |
| | 湿粒 | 干粒 | |
| 50 | 18 | 16~20 | 5~5.5 |
| 100 | 16 | 14~20 | 6~6.5 |
| 150 | 16 | 14~20 | 7~8 |
| 200 | 14 | 12~16 | 8~8.5 |
| 300 | 12 | 10~16 | 9~10.5 |
| 500 | 10 | 10~12 | 12 |

3. **生产设备**　片剂常见生产设备见图20-2。

万能粉碎机　　　　　　摇摆式颗粒机　　　　　　烘箱

振荡筛　　　　　　单冲压片机　　　　　　片剂四用测定仪

图20-2　片剂常见生产设备

## 三、实训内容

### （一）复方碳酸氢钠片

【制剂处方】

碳酸氢钠　　　　　　　　　300 g

| | |
|---|---|
| 薄荷油 | 2 ml |
| 淀粉 | 15 g |
| 10%淀粉浆 | 适量 |
| 硬脂酸镁 | 1.5 g |
| 共制 | 1000 片 |

**【仪器与材料】**

仪器：药勺、天平、100 ml 烧杯、25 ml 量杯、滴管、玻璃棒、酒精灯、铁丝网、铁架台、玻璃乳钵、10目/16目/40目/80目药筛、烘箱、单冲压片机、片剂四用检测仪、六管崩解仪

材料：碳酸氢钠、薄荷油、淀粉、柠檬酸、硬脂酸镁

**【制备工艺】**

（1）10%淀粉浆的制备　将0.2 g柠檬酸（或酒石酸）溶于约20 ml纯化水中，再加入淀粉约2 g搅匀，边搅边加热，制成10%淀粉浆。

（2）制颗粒　取碳酸氢钠通过80目筛，加入10%淀粉浆拌和制成软材通过8~10目筛制粒，湿粒于500 ℃以下烘干，温度可逐渐增至650 ℃，使快速干燥。干粒通过16目筛整粒。

（3）总混　再用80目筛筛出部分细粉，将此细粉与薄荷油拌匀，加入干淀粉与硬脂酸镁混合，用40目筛过筛后，与干粉混合，在密闭容器中放置4小时，使颗粒将薄荷油吸收。

（4）压片　调节片重、压力，将上述物料用单冲压片机压片。

**【制剂质量检查与评价】**

（1）硬度　采用破碎强度法，采用片剂四用测定仪进行测定。方法如下：将药片径向固定在两横杆之间，其中的活动柱杆借助弹簧沿水平方向对片剂径向加压，当片剂破碎时，活动柱杆的弹簧停止加压，仪器刻度盘所指示的压力即为片的硬度。测定3~6片，取平均值。结果记录入表20-1。

表20-1　片剂硬度检查结果

| 品名 | | | | 批号 | | | 规格 | | |
|---|---|---|---|---|---|---|---|---|---|
| 编号 | 1 | 2 | 3 | 4 | 5 | 6 | 均值 | 结论 | |
| 硬度（kg） | | | | | | | | | |

（2）脆碎度　取药片，按《中国药典》2015年版四部0923项下片剂脆碎度检查法检查，记录检查结果。检查方法及规定如下：片重为0.65 g或以下者取若干片，使其总重量约为6.5 g；片重大于0.65 g者取10片。用吹风机吹去脱落的粉末，精密称重，置圆筒中，转动100次。取出，同法除去粉末，精密称重，减失重量不得过1%，且不得检出断裂、龟裂及粉碎的片。结果记录入表20-2。

表20-2　片剂脆碎度检查结果

| 试验前重量（g） | 试验后重量（g） | 脆碎度（%） | 断裂、龟裂、粉碎片数 | 结论 |
|---|---|---|---|---|
|  |  |  |  |  |

（3）崩解时限　按《中国药典》2015年版四部0921项下崩解时限检查法检查，记录检查结果。采用吊篮法，方法如下：取药片6片，分别置于吊篮的玻璃管中，每管各加一片，开动仪器使吊篮浸入37 ± 1.0 ℃的水中，按一定的频率（30~32次/分钟）和幅度（55 ± 2 mm）往复运动。从片剂置于玻璃管开始计时，至片剂破碎并全部固体粒子都通过玻璃管底部的筛网（$\phi$2 mm）为止，该时间即为该片剂的崩解时间，应符合规定崩解时限。

除另有规定外，取供试品6片，分别置上述吊篮的玻璃管中，启动崩解仪进行检查，各片均应在15分钟内全部崩解。如有1片不能完全崩解，应另取6片复试，均应符合规定。各类片剂的崩解时限见表20-3，实验结果记录入表20-4。

表20-3　各类片剂崩解时限汇总表

| 普通片 | 15分钟 | 含片 | 10分钟 |
|---|---|---|---|
| 浸膏（半浸膏）片 | 60分钟 | 舌下片 | 5分钟 |
| 薄膜衣片（化药） | 30分钟 | 可溶片 | 3分钟 |
| 薄膜衣片（中药） | 60分钟 | 泡腾片 | 5分钟 |
| 糖衣片 | 60分钟 | 肠溶片 | 先在盐酸溶液（9→1000）中检查2小时，每片均不得有裂缝、崩解或软化现象；然后将吊篮取出，用少量水洗涤后，每管加入挡板1块，再按上述方法在磷酸盐缓冲液（pH6.8）中检查，1小时内应全部崩解。 |

表20-4　片剂崩解时限检查结果

| 品名 |  |  | 批号 |  |  | 规格 |  |  |
|---|---|---|---|---|---|---|---|---|
| 编号 | 1 | 2 | 3 | 4 | 5 | 6 | 均值 | 结论 |
| 崩解时限（分钟） |  |  |  |  |  |  |  |  |

（4）重量差异 取药片20片，精密称定总重量，求得平均片重后，再分别精密称定各片的重量。每片重量与平均片重相比较（凡无含量测定的片剂，每片重量应与标示片重比较）超出重量差异限度（表20-5）的药片不得多于2片，并不得有1片超出限度1倍，结果记录于表20-6。

**表20-5 重量差异限度**

| 平均片重 | 重量差异限度 |
| --- | --- |
| 0.30 g以下 | ± 7.5% |
| 0.30 g或0.30 g以上 | ± 5% |

**表20-6 片剂重量差异检查结果**

| 每片重（g） | | | | | |
| --- | --- | --- | --- | --- | --- |
| 总重(g) | 平均片重（g） | 重量差异（%） | 超限片数 | 超限1倍的片数 | 结论 |
| | | | | | |

【作用与用途】

本品用于缓解胃酸过多引起的胃痛、胃灼热感（胃灼热）、反酸。

【分析与讨论】

（1）本品用10%淀粉浆作黏合剂，用量约50 g，也可用12%淀粉浆。淀粉浆制法有两种。①煮浆法：取淀粉徐徐加入全量的水，不断搅匀，避免结块，加热并不断搅拌至沸，放冷即得；②冲浆法：取淀粉加少量冷水，搅匀，然后冲入一定量的沸水，不断搅拌，至成半透明糊状。此法适宜小量制备。

（2）湿粒干燥温度不宜过高，因其在潮湿情况下受高温易分解，生成碳酸钠，使颗粒表面带黄色。$2NaHCO_3 \rightarrow Na_2CO_3 + H_2O + CO_2$。为了使颗粒快速干燥，故调制软材时，黏合剂用量不宜过多，调制不宜太湿，烘箱要有良好的通风设备，开始时在50 ℃以下将大部分水分逐出后，再逐渐升高至65 ℃左右，使完全干燥。

（3）本品干粒中须加薄荷油，压片时常易造成裂片现象，故湿粒应制得均匀，干粒中通过60目筛的细分不得超过1/3。

（4）薄荷油也可用少量稀醇稀释后，用喷雾器喷于颗粒上，混合均匀，在密闭容器中放置24~48小时，然后进行压片，否则压出的片剂呈现油的斑点。

【思考题】

本品在制备过程中出现的问题，应采取什么方法来纠正？

## （二）乙酰水杨酸片剂

**【制剂处方】**

| | |
|---|---|
| 乙酰水杨酸 | 20 g |
| 淀粉 | 2 g |
| 柠檬酸 | 适量 |
| 10%淀粉浆 | 适量 |
| 滑石粉 | 1 g |

**【仪器与材料】**

仪器：药勺、天平、100 ml烧杯、25 ml量杯、滴管、玻璃棒、酒精灯、铁丝网、铁架台、玻璃乳钵、16目药筛、烘箱、单冲压片机、片剂四用检测仪、六管崩解仪

材料：乙酰水杨酸、淀粉、柠檬酸、滑石粉

**【制备工艺】**

（1）10%淀粉浆的制备　将0.2 g柠檬酸（或酒石酸）溶于约20 ml纯化水中，再加入淀粉约2 g搅匀，边搅边加热，制成10%淀粉浆。

（2）制颗粒　取处方量乙酰水杨酸与淀粉混合均匀，加适量10%淀粉浆制软材，挤压过16目筛制粒，将湿颗粒于40~60 ℃干燥，16目筛整粒并与滑石粉混匀（5%）。

（3）在不同压力下压片　将上述乙酰水杨酸颗粒分别在高、低两个不同压力下压片，测定各压力下片剂的硬度和崩解时限。

**【制剂质量检查与评价】**

硬度、脆碎度、崩解时间、重量差异检查法同上，结果记录于表20-7。

**表20-7　片力对片剂硬度和崩解性能的影响**

| 编号 | 压力 | 硬度（kg） | | | | | | | 崩解时间（分钟） | | | | | | |
|---|---|---|---|---|---|---|---|---|---|---|---|---|---|---|---|
| | | 1 | 2 | 3 | 4 | 5 | 6 | 平均 | 1 | 2 | 3 | 4 | 5 | 6 | 平均 |
| 1 | 高 | | | | | | | | | | | | | | |
| 2 | 低 | | | | | | | | | | | | | | |
| 结论 | | | | | | | | | | | | | | | |

**【作用与用途】**

解热镇痛、抗风湿、预防心肌梗死、动脉血栓、动脉粥样硬化、治疗胆道蛔虫病、治疗X线照射或放疗引起的腹泻。

**【分析与讨论】**

（1）乙酰水杨酸在润湿状态下遇铁器易变为淡红色。因此，宜尽量避免铁器，

如过筛时宜用尼龙筛网，并迅速干燥。在干燥时温度不宜过高，以避免药物加速水解。

（2）在实验室中配制淀粉浆，可用直火加热，也可以水浴加热。若用直火时，需不停搅拌，防止焦化而使片面产生黑点。

（3）加浆的温度，以温浆为宜，温度太高不利药物稳定，太低不宜分散均匀。

**【思考题】**

（1）制备乙酰水杨酸片时，如何避免乙酰水杨酸分解？应选择何种润滑剂？

（2）在制备淀粉浆时为什么要加入柠檬酸？

## （三）维生素C片

**【制剂处方】**

| | |
|---|---|
| 维生素C | 50.0 g |
| 淀粉 | 20.0 g |
| 糊精 | 30.0 g |
| 酒石酸 | 1.0 g |
| 50%乙醇 | 适量 |
| 硬脂酸镁 | 1.0 g |

**【仪器与材料】**

仪器：药勺、天平、100 ml烧杯、25 ml量杯、滴管、玻璃棒、玻璃乳钵、18目药筛、20目药筛、烘箱、单冲压片机、片剂四用检测仪

材料：维生素C、淀粉、糊精、酒石酸、乙醇、硬脂酸镁

**【制备工艺】**

称取维生素C粉或极细结晶、淀粉、糊精混合均匀。另将酒石酸溶解于适宜量的50%乙醇中，并一次性加入混合粉末中，加入时分散面要大，混合要均匀，制软材，通过18~20目尼龙筛制成湿粒，60 ℃以下干燥，当干燥接近要求时可升至70 ℃以下，以加速干燥，干粒水分应控制在1.5%以下。用制粒时相同目筛整粒，筛出干粒中的细粉，与过筛的硬脂酸镁混匀，然后再与干颗粒混匀，压片。

**【制剂质量检查与评价】**

（1）片剂外观完整，颜色均匀一致，无斑点，裂片等现象。

（2）脆碎度、硬度、崩解时限、重量差异按碳酸氢钠片"制剂质量检查与评价"

项下检查，记录检查结果。

**【作用与用途】**

口服。用于成人，饮食补充、慢性透析病人、维生素C缺乏、酸化尿、特发性高铁血红蛋白血症。

**【分析与讨论】**

（1）维生素C在润湿状态较易分解变色，尤其与金属（如铜、铁）接触时，更易于变色。因此，为避免在润湿状态下分解变色，应尽量缩短制粒时间，并宜在60 ℃以下干燥。

（2）处方中酒石酸用以防止维生素C遇金属离子变色，因它对金属离子有络合作用。也可改用2%柠檬酸，同样具有稳定作用。由于酒石酸的量小，为混合均匀，宜先溶入适量润湿剂50%乙醇中。

**【思考题】**

（1）制备维生素C片时，干燥颗粒的温度有何要求？

（2）处方中的酒石酸可以换成其他的酸吗？

## （四）复方甘草片

**【制剂处方】**

| | |
|---|---|
| 甘草浸膏（粉末） | 12.5 g |
| 氯化铵 | 6 g |
| 糊精 | 适量 |
| 50%乙醇 | 适量 |
| 滑石粉 | 适量 |

**【仪器与材料】**

仪器：药勺、天平、25 ml量杯、滴管、玻璃棒、玻璃乳钵、16目药筛、18目药筛、烘箱、单冲压片机、片剂四用检测仪

材料：甘草浸膏、氧化铵、糊精、乙醇、滑石粉

**【制备工艺】**

取甘草浸膏（粉末），加氯化铵及糊精适量，充分混合，加50%乙醇作湿润剂，迅速制成软材，立即通过16目筛二次制粒，湿粒用70 ℃以下温度干燥，干粒先通过18目筛整粒，加滑石粉作润滑剂混匀，压片，即得。

**【制剂质量检查与评价】**

（1）片剂外观完整，颜色均匀一致。

（2）脆碎度、硬度、崩解时限、重量差异按碳酸氢钠片"制剂质量检查与评价"项下检查，记录检查结果。

（3）片剂表面无油斑，无裂片等现象。

**【作用与用途】**

用于镇咳祛痰。

**【分析与讨论】**

（1）甘草浸膏为块状甘草浸膏，取用时先放在冰库中冷却，剥去包皮纸，打碎成小块（含水量约15%），如在冬季不必先行冷却。将小块置衬有牛皮纸的烘盘中，纸上撒少量淀粉，以免粘连。然后在80℃左右干燥约24小时，使含水量降至约1%左右。取出松脆的甘草浸膏，经万能磨粉机粉碎，过60目筛，得甘草浸膏干粉，即可供配料用。操作应在低温车间或相对湿度70%以下进行。如所用甘草浸膏为软膏状制品（含甘草酸在20%以上），可先在水浴上加热溶化，加淀粉适量拌和，使成50%甘草膏粉，再依上法制粒后压片。

（2）本品中含有油质，压片时易产生裂片或松片等现象，故干粒中细粉不宜过多，以不超过30%为宜，干粒中所含水分以保持在5%为宜。油类成分加入后，应密闭放置3~4小时，使油类渗入干粒中，以免压片时，药片表面产生油斑。

（3）本品用烯醇作润湿剂，在制软材或制粒操作时均须迅速，以免醇挥发后，使软材变硬或结块，影响制粒。湿粒亦应迅速干燥以免湿粒粘连或结块。

**【思考题】**

（1）制备中药浸膏片时与制备化学药片有什么不同？

（2）在使用干草浸膏的时候有何注意的问题？

## 四、制剂技能考核标准评价

| 测试项目 | 技能要求 | 分值 |
|---|---|---|
| 实训准备 | 着装整洁，卫生习惯好<br>实验内容、相关知识，正确选择所需的材料及设备，正确洗涤 | 5 |
| 实训记录 | 正确、及时记录实验的现象、数据 | 10 |

续表

| 测试项目 | 技能要求 | 分值 |
|---|---|---|
| 实训操作 | 按照实际操作计算处方中的药物用量，正确称量药物<br>按照实验步骤正确进行实验操作及仪器使用，按时完成 | 10 |
| | 乙酰水杨酸片：<br>（1）制备淀粉浆时要注意控制火候大小，防止淀粉糊化<br>（2）淀粉浆的应该是透明无色，有一定黏稠性<br>（3）在制备湿颗粒的时候一定要掌握好"握之成团，触之即散"的原则，淀粉浆用量要适当<br>（4）药物应避免与铁器接触，应选用尼龙筛网<br>（5）干燥颗粒时要控制好温度，温度不能太高，防止药物受热分解<br>（6）干燥颗粒时，速度不能太快，以免造成"外干内湿"的假象<br>（7）压片时一定要调节好压力，防止裂片和松片<br>（8）压好的片剂应外观光滑完整 | 50 |
| | 维生素C片：<br>（1）药物不能接触铁器，过筛时应选用尼龙筛网<br>（2）干燥温度不能太高，防止药物受热不稳定<br>（3）操作过程应防止药物氧化变黄 | |
| | 复方干草片：<br>（1）干草浸膏的操作应在低温车间或相对湿度70%以下进行<br>（2）制作软材时要迅速，并且立即通过16目筛二次制粒<br>（3）干燥颗粒时的温度要控制在70 ℃以内<br>（4）加入的滑石粉要注意用量。防止压片时黏冲 | |
| 成品质量 | 乙酰水杨酸片：白色片剂，外观完整光洁 | 10 |
| | 维生素C片：白色片剂，外观完整光洁，无黄色 | |
| | 复方干草片：棕色片剂，外观完整光洁，无油斑 | |
| 清场 | 按要求清洁仪器设备、实验台，摆放好所用药品 | 5 |
| 实训报告 | 实验报告工整，项目齐全，结论准确，并能针对结果进行分析讨论 | 10 |
| 合计 | | 100 |

（刘艺萍　马　潋）

# 实训二十一 中药丸剂的制备

## 一、实训目的

1. **掌握** 泛制法、塑制法制备中药丸剂的方法与操作要点。
2. **熟悉** 水丸、蜜丸、滴丸对药料和辅料的处理原则及各类丸剂的质量要求。
3. **了解** 滴丸的制备原理及影响滴丸质量的因素。

## 二、实训指导

**1. 丸剂的制备方法** 丸剂的制法有泛制法、塑制法和滴制法。泛制法适用于水丸、水蜜丸、糊丸、浓缩丸的制备其工艺流程为：

原、辅料的准备 → 起模 → 成型 → 盖面 → 选丸 → 质量检查 → 包装

塑制法适用于蜜丸、浓缩丸、糊丸、蜡丸等的制备，其工艺流程为：

原、辅料的准备 → 合药 → 制丸条 → 分粒、搓圆 → 干燥 → 质量检查 → 包装

供制丸用的药粉应为细粉或极细粉，起模、盖面、包衣的药粉，应根据处方药物的性质选用。丸剂的赋形剂种类较多，选用恰当的润湿剂、黏合剂，使之既有利于成型，又有助于控制溶散时限，提高药效。

水丸制备时，根据药料性质、气味等可将药粉分层泛入丸内，掩盖不良气味，防止芳香成分的挥发损失，也可将速效部分泛于外层，缓释部分泛于内层，达到长效的目的。一般选用黏性适中的药物细粉起模，并应注意掌握好起模用粉量。水蜜丸成型时先用低浓度的蜜水，然后逐渐用稍高浓度的蜜水，成型后再用低浓度的蜜水撞光。盖面时要特别注意分布均匀。

泛制丸因含水分多，湿丸粒应及时干燥，干燥温度一般为80℃左右。含挥发性、热敏性成分或淀粉较多的丸剂，应在60℃以下干燥。丸剂在制备过程中极易染菌，应采取恰当的方法加以控制。

2. **生产设备**　见图21-1、21-2。

图21-1　中药搓丸板

图21-2　中药制丸机

## 三、实训内容

### （一）保和丸

【制剂处方】

| | |
|---|---|
| 山楂（焦） | 300 g |
| 六神曲（炒） | 100 g |
| 半夏（制） | 100 g |
| 茯苓 | 100 g |
| 陈皮 | 50 g |
| 连翘 | 50 g |
| 莱菔子（炒） | 50 g |
| 麦芽（炒） | 50 g |

【仪器与材料】

仪器：托盘天平、硫酸纸、药匙

材料：山楂、六神曲（炒）、半夏（制）、茯苓、陈皮、连翘、莱菔子（炒）、麦芽（炒）、纯化水

【制备工艺】

以上8味，取处方量的1/2，混合粉碎成细粉，过六至七号筛，混匀。用纯化水泛丸，干燥，即得。

【制剂质量检查与评价】

（1）本品为棕色至褐色；气微香，味微酸。

（2）外观完整，大小均匀。

**【作用与用途】**

本品用于食积停滞、脘腹胀痛、嗳腐吞酸、不欲饮食。

**【思考题】**

（1）本品属于哪种类型的中药丸剂？

（2）泛制法制备过程中应注意哪些？

（3）起模时，丸模不易长大，且丸模愈泛愈多，原因为何？如何解决？

## （二）大山楂丸

**【制剂处方】**

| | |
|---|---|
| 山楂 | 1000 g |
| 六神曲（麸炒） | 150 g |
| 麦芽（炒） | 150 g |

**【仪器与材料】**

仪器：托盘天平、硫酸纸、药匙

材料：山楂、六神曲（麸炒）、麦芽（炒）、蔗糖、蜂蜜

**【制备工艺】**

以上3味药，取处方量的1/4，粉碎成细粉，过七号筛，混匀；另取蔗糖150 g，加水67.5 ml与炼蜜150 g，混合，炼至相对密度约为1.38（70 ℃）时，滤过，与上述细粉混匀，制丸块，搓丸条，制丸粒，每丸重9 g，即得。

**【制剂质量检查与评价】**

（1）本品为棕红色或褐色的大蜜丸；味酸、甜。

（2）外观完整，大小均匀。

**【作用与用途】**

开胃消食。用于食积内停所致的食欲不振、消化不良、脘胀腹闷。

**【分析与讨论】**

（1）炼蜜时应不断搅拌，以免溢锅。

（2）炼蜜程度应根据方中药物的性质控制加热的时间、温度、颜色、水分等适当程度。过嫩含水量高，使药粉黏合不好，成丸易霉坏；过老丸块发硬，难以搓丸，成丸后不易崩解。

（3）合药（制丸块）时药粉与炼蜜应充分混合均匀，制成软硬适度、可塑性佳的

丸块，以保证搓条、制丸的顺利进行。

**【思考题】**

（1）本品属于哪种类型的中药丸剂？

（2）塑制法制备过程中应注意哪些？

## （三）桔梗水蜜丸

**【制剂处方】**

| | |
|---|---|
| 桔梗 | 5 g |
| 蜂蜜 | 适量（约1.5 g） |
| 纯化水 | 适量（约4.5 ml） |

**【仪器与材料】**

仪器：托盘天平、硫酸纸、药匙、乳钵、蒸发皿、玻璃棒

材料：桔梗、蜂蜜、纯化水

**【制备工艺】**

（1）取干燥陶瓷乳钵，加入桔梗研细。

（2）取蒸发皿中加入蜂蜜，水浴加热，炼蜜（炼制为中蜜或老蜜）。然后加入适量沸蒸馏水（1份蜜，3份水）用玻璃棒搅匀，制备水蜜。

（3）在有桔梗粉的陶瓷乳钵中先加入适量水蜜（约0.5~0.6 g），合药，制备软材（根据软材的软硬程度，加入适量水蜜，软材应软硬适中，不黏手）。

（4）将制好的软材分割，于已经涂抹液状石蜡的搓丸板上搓成丸条，并使丸条的大小与搓丸板的凹槽相接近。

（5）将搓好的丸条放在轨道上方，与轨道成垂直。盖上上板，用力下压同时来回拉动上板（注意保持上板适中在轨道上）。利用垂直方向切割丸条，得到药丸。

（6）将搓好的丸剂至于滤纸上，吸干液状石蜡，自然风干即得。

**【制剂质量检查与评价】**

（1）本品为棕红色或褐色的大蜜丸；味酸、甜。

（2）外观完整，大小均匀。

**【作用与用途】**

润肺止咳。

**【分析与讨论】**

（1）炼蜜时应水浴加热，防止局部温度过高，蜂蜜应炼制为中蜜或老蜜。

（2）水蜜中蜂蜜与水的比例一般为1∶3，应根据药粉的黏性的大小不同改变水蜜浓度与用蜜量。

（3）为了避免丸块、丸条与工具粘连，并使制得的丸粒表面光滑。操作前可在搓丸、搓条工具上涂擦少量润滑剂。

【思考题】

（1）蜂蜜使用为什么要先炼制？嫩、中、老蜜如何判断区分？

（2）合药过程中应注意哪些问题？

## 四、制剂技能考核标准评价

| 测试项目 | 技能要求 | 分值 |
|---|---|---|
| 实训准备 | 着装整洁，卫生习惯好<br>实验内容、相关知识，正确选择所需的材料及设备，正确洗涤 | 5 |
| 实训记录 | 正确、及时记录实验的现象、数据 | 10 |
|  | 按照实际操作计算处方中的药物用量，正确称量药物<br>按照实验步骤正确进行实验操作及仪器使用。按时完成 | 10 |
| 实训操作 | 保和丸的制备：<br>（1）取处方量的1/2，混合粉碎成细粉，过六至七号筛，混匀<br>（2）用纯化水泛丸，干燥，即得<br>（3）丸剂外观光滑完整<br><br>大山楂丸的制备：<br>（1）药物应粉碎成细粉，过七号筛，混匀<br>（2）蔗糖与蜂蜜应先炼制，相对密度约为1.38（70℃）<br>（3）丸块应软硬适中，色泽一致，不黏手，不黏附器壁<br>（4）每丸重9 g<br><br>桔梗水蜜丸的制备：<br>（1）乳钵应干燥<br>（2）丸块的软硬适中，色泽一致，不粘手，不黏附器壁<br>（3）搓丸板的正确使用手法 | 50 |
| 成品质量 | 保和丸：棕色至褐色，气微香，味微酸，外观完整光洁<br>大山楂丸：棕红色或褐色，味酸、甜，外观完整，大小均匀<br>桔梗水蜜丸：棕色至褐色，外观完整光洁，大小均匀 | 10 |
| 清场 | 按要求清洁仪器设备、实验台，摆放好所用药品 | 5 |
| 实训报告 | 实验报告工整，项目齐全，结论准确，并能针对结果进行分析讨论 | 10 |
| 合计 |  | 100 |

（刘艺萍　马　潋）

# 实训二十二　微丸剂的制备

## 一、实训目的

1. **掌握**　微丸制备的几种常用方法、操作要点；通过测堆密度、目测外观圆整度评价三种方法制备微丸的效果。

2. **了解**　各种微丸制备方法的原理。

## 二、实训指导

1. **制备方法**　微丸是指药物和辅料组成的直径小于2.5 mm的圆球状实体，通常由丸芯和外包裹的薄膜衣组成，丸芯粒径很小，一般为80~200 μm，外观很圆，微丸一般为500~1000 μm。用于丸芯的辅料主要有稀释剂和黏合剂，用于薄膜衣的辅料有用成膜材料、增塑剂，有时根据需要加入一定量的致孔剂、润滑剂和表面活性剂等，还可根据不同需要通过包衣层厚度或分组包衣，制成快速、慢速或控释微丸，一般填充于硬胶囊或装袋后服用。它的特点是以每个小丸为一个释放单元，个别单元不规则的释药对一个剂量的释药行为影响不大。通过调整膜衣厚度和膜衣处方或分组膜衣处方，可很好控制单个剂量的释药行为，降低产生突释的可能性。

微丸的制备方法有包衣锅法、离心层积法、球晶造粒法、乳化法、挤出滚圆法、流化床制粒包衣、振荡滴制法等。前四种方法需用丸芯。

本次实验介绍挤出滚圆法、包衣锅法和粉末层积法三种方法。

（1）挤出滚圆法　将药物、辅料粉末加粘剂混合均匀，通过挤出机将其挤成圆条状，再于滚圆机中将圆柱形物料切割滚制成大小均匀规整的球形。用此法所得颗粒大小均匀、粒度分布窄、药物含量均匀。此法产量非常有限，挤出机将物料挤成圆条状是限速环节。

（2）离心层积法　将核芯（母核）置旋转盘上，打开空气泵，调节喷雾装置，启动旋转盘并将黏合剂溶液喷洒在丸核上，随后加药物或赋形剂粉末，潮湿的丸核在液体毛细管作用下，将粉末粒子黏附在表面，形成细粉层，随着黏合液的不断喷入，更多的粉末黏附在丸核上，直至制得适宜大小的微丸。在离心层积法制备微丸的过程中，微丸经鼓风机风力作用向上抛离心翻转，并产生麻花样特殊的运行轨迹，形成具有较好圆整度的微丸。对粉末层积造粒法来说，供粉与供黏合剂速度要达到平衡态，这个平衡态调整最终会影响微丸形成速度和质量。

（3）包衣锅法　将药（100目）按处方量混合均匀，加入一定量的黏合剂混均，根据微丸粒径的要求，制备颗粒，一般可选用20~40目筛制湿颗粒，将湿颗粒随即转移至糖衣锅中转动，再根据湿颗粒表面湿润程度适当喷撒黏合剂或混合药粉，转动一定时间即可出锅，干燥后筛分出不同粒径微丸备用。

**2. 生产设备**　见图22-1、22-2、22-3。

图22-1　挤出滚圆制粒机　　　图22-2　离心造粒机　　　图22-3　普通包衣锅

## 三、实训内容

### （一）挤出滚圆法制备小檗碱微丸

【制剂处方】

| | |
|---|---|
| 黄连素 | 3.0 g |
| 微晶纤维素 | 15 g |
| 乳糖 | 12 g |
| 25%乙醇 | 适量 |

【仪器与材料】

仪器：挤出滚圆机

材料：微晶纤维素、黄连素、乳糖、25%乙醇

**【制备工艺】**

（1）按处方量称取小檗碱、微晶纤维素和乳糖，混合均匀后，加入25%乙醇适量，混匀。

（2）仪器调节，从控制面板上设置挤出速度和滚圆速度。

（3）将混合物料投入加样漏斗，启动挤出机制成圆柱形物料。

（4）将所制得的圆柱形物料加入滚筒中，启动滚圆机，制得球形微丸，放料。

（5）关闭机器，清洁。

**【制剂质量检查与评价】**

本品应为球型微丸。

**【分析与讨论】**

（1）25%乙醇为润湿剂，用量多少直接关系微丸质量的好坏，若加入太多，滚圆时易粘连成大球，影响粒径均一度，若加入太少，则所得微丸称哑铃型，影响其圆整度。

（2）每次实验操作完毕之后记住要清理好仪器。

**【思考题】**

不同挤出速度和滚圆速度对微丸形状有何影响？

## （二）粉末层积法制备空白微丸

**【制剂处方】**

微晶纤维素　　　　500 g

**【仪器与材料】**

仪器：离心造粒机

材料：微晶纤维素、纯化水

**【制备工艺】**

（1）接通离心造粒机的空气压缩机及其他电源。

（2）调整压力至0.8 MPa以上，调整主机转速150~200 rpm，喷气压力0.5 MPa，喷气流量10 L/min，鼓风流量20×20 L/min，鼓风温度为室温，喷浆泵转速15~25 rpm，供粉速度15~25 rpm，调整好各参数后，关闭各控制开关，调整挡板至合适位置。

（3）以蒸馏水为润湿剂，微晶纤维素细粉500 g置加料斗内，取26~32目空白丸核置主机旋转盘上，开启旋转盘，喷入黏合剂，启动供粉装置，开始层积制丸，待微晶纤维素细粉加完后，停止喷浆和供粉，主机继续转动1分钟，打开出料口，取出成品微丸，烘干，筛分。

**【制剂质量检查与评价】**

本品为白色微丸。

**【分析与讨论】**

（1）在每次正式开始操作之前，一定要认真检查各个阀门、开关和各部件，在确保机器正常运转后方可开始实验。

（2）制丸过程中应控制喷浆流量和供粉速率。

**【思考题】**

离心层积法制备微丸时应注意哪些？

**（三）锅包衣法制备硝苯地平微丸**

**【制剂处方】**

| | |
|---|---|
| 硝苯地平 | 30 g |
| 可压性淀粉 | 360 g |
| 10%PVP无水乙醇溶液 | 100 ml |

**【仪器与材料】**

仪器：荸荠型普通包衣锅

材料：硝苯地平、可压性淀粉、10%PVP无水乙醇溶液

**【制备工艺】**

（1）取硝苯地平100目粉与可压性淀粉混合，过60目筛再混合，取出60 g混合粉备用。

（2）加入黏合剂混均，20目制粒二次后上锅滚动，视湿粒情况撒粉成丸后即可出锅。

（3）干燥、筛分，即得。

**【制剂质量检查与评价】**

本品为白色微丸。

**【分析与讨论】**

（1）选用黏合剂种类和使用量的原则是让湿颗粒具有一定的可塑性，这是成丸的基础，选择不当则会黏成大团块或分散成粉状。

（2）根据药物的不同性质筛选黏合剂及用量。

（3）加入适当滑石粉能起到断开条粒的作用，又能增加湿颗粒的可塑性。可压性淀粉不仅可起到核芯作用，而且可聚结成丸。

（4）黏合剂中，聚乙烯吡咯琳酮（PVP）具有很好的增塑性，用适当的乙醇（浓度50%~95%）配成一定浓度的溶液制粒，对微丸的制备有较好的效果。

（5）制粒筛目的大小决定微丸粒径大小，可根据需要选用。处理得当，成丸的收率较高，一般为60%~90%的成丸率。

## 四、制剂技能考核标准评价

| 测试项目 | 技能要求 | 分值 |
|---|---|---|
| 实训准备 | 着装整洁，卫生习惯好<br>实验内容、相关知识，正确选择所需的材料及设备，正确洗涤 | 5 |
| 实训记录 | 正确、及时记录实验的现象、数据 | 10 |
| 实训操作 | 按照实际操作计算处方中的药物用量，正确称量药物<br>按照实验步骤正确进行实验操作及仪器使用。按时完成 | 10 |
| | 挤出滚圆法制备小檗碱微丸：<br>（1）25%乙醇做润湿剂，用量应适当<br>（2）仪器调节：从控制面板上设置挤出速度和滚圆速度<br>（3）挤出物料成圆柱形<br>（4）滚圆的微丸应圆整<br>（5）实验完成后关闭机器<br><br>粉末层积法制备空白微丸：<br>（1）接通离心造粒机的空气压缩机及其他电源<br>（2）设备各参数应设定好，调整挡板至合适位置<br>（3）丸核为26~32目，控制供粉和喷浆速度<br>（4）主机继续转动1分钟，打开出料口，取出成品微丸，烘干，筛分<br><br>锅包衣法制备硝苯地平微丸：<br>（1）硝苯地平用100粉与可压性淀粉混合，过60目筛再混合，取出60 g混合粉备用<br>（2）加入黏合剂混均，20目制粒二次后上锅滚动，视湿粒情况撒粉成丸后即可出锅<br>（3）干燥、筛分，即得 | 50 |
| 成品质量 | 保和丸：棕色至褐色，气微香，味微酸，外观完整光洁<br>大山楂丸：棕红色或褐色，味酸、甜，外观完整，大小均匀<br>桔梗水蜜丸：棕色至褐色，外观完整光洁，大小均匀 | 10 |
| 清场 | 按要求清洁仪器设备、实验台，摆放好所用药品 | 5 |
| 实训报告 | 实验报告工整，项目齐全，结论准确，并能针对结果进行分析讨论 | 10 |
| 合计 | | 100 |

（刘艺萍　马　潋）

# 实训二十三 滴丸剂的制备

## 一、实训目的

1. **掌握** 滴制法制备滴丸剂的基本操作；滴丸剂质量检查方法。
2. **了解** 滴丸剂制备的基本原理。

## 二、实训指导

**1. 生产工艺** 滴丸剂系指固体或液体药物与适宜的基质加热熔融后溶解、乳化或混悬在基质中，再滴入互不混溶、互不作用的冷凝液中，由于表面张力的作用使液滴收缩成球状而制成的制剂。主要供口服，亦可供外用和眼、耳、鼻、直肠、阴道等局部使用。滴丸剂中除药物以外的赋形剂一般称为基质，用于冷却滴出的液滴，使之收缩冷凝成为滴丸的液体称为冷凝液。水溶性基质可用液状石蜡、植物油、甲基硅油等冷凝液。非水溶性基质可用水、不同浓度的乙醇、酸性或碱性水溶液等冷凝液。

滴丸剂是采用滴制法进行制备，滴制法是将药物均匀分散在熔融的基质中，再滴入不相混溶的冷凝液中，冷凝收缩成丸的方法，其生产工艺流程见图23-1。

**图23-1 滴丸剂生产工艺流程图**

附注：药物是中药浸膏的，由于其含有水分，故冷却后需要进一步干燥。

**2. 生产设备** 滴丸剂的制备常用滴丸机（图23-2），基质的溶化可在滴丸机中或熔料锅中进行，冷凝方式有静态冷凝与动态冷凝两种，滴出方式有下沉和上浮两种（图23-3、23-4）。

图23-2 滴丸机

图23-3 实验室上浮式制备滴丸装置示意图

图23-4 实验室下沉式制备滴丸装置示意图

### 三、实训内容

#### （一）氯霉素耳用滴丸

【制剂处方】

| | |
|---|---|
| 氯霉素 | 10 g |
| 聚乙二醇6000 | 20 g |

【仪器与材料】

仪器：量筒、吸管、小烧杯、大烧杯、冷却柱、电子天平等

材料：聚乙二醇6000、氯霉素、液状石蜡

【制备工艺】

（1）将聚乙二醇6000放入小烧杯后置水浴上加热熔融，加入全量氯霉素，搅拌至全溶，使药液温度保持在80 ℃。

（2）用液状石蜡作冷凝液装入冷却柱，用吸管吸取药液滴入冷却柱中成丸。

（3）待冷凝完全后取出滴丸，摊于纸上，吸去滴丸表面的液状石蜡，自然干燥即得。

【制剂质量检查与评价】

本品为淡黄色或黄色圆珠形滴丸。

（1）外观　包括丸形、大小、色泽、有无粘连现象。

（2）重量差异　滴丸剂重量差异限度应符合表23-1中规定。

表23-1　滴丸剂的重量差异限度

| 平均重量 | 重量差异限度 |
|---|---|
| 0.03 g以下或0.03 g | ±15% |
| 0.03 g以上至0.3 g | ±10% |
| 0.3 g以上 | ±7.5% |

检查法：取供试品20丸，精密称定总重量，求得平均丸重后，再分别精密称定每丸的重量。每丸重量与平均丸重相比较，超出限度的不得多于2丸，并不得有1丸超出限度一倍。包糖衣的滴丸应在包衣前检查丸芯的重量差异，符合表中规定后，方可包衣，包衣后不再检查重量差异。

（3）溶散时限　照崩解时限检查法进行检查，除另有规定外，应符合规定。

【作用与用途】

适用于急、慢性化脓性中耳炎及乳突根治术后流脓者。

【分析与讨论】

（1）滴制时熔融液的温度应不低于80 ℃，否则在滴口处易凝固，不易滴下。

（2）滴管与冷凝剂液面的距离应<5 cm，否则会影响丸重和丸形。

【思考题】

滴丸成型过程的质量控制点有哪些？

## （二）苏冰滴丸

【制剂处方】

| | |
|---|---|
| 苏合香 | 1.0 g |
| 冰片 | 2.0 g |
| 聚乙二醇6000 | 7.0 g |

【仪器与材料】

仪器：量筒、吸管、小烧杯、大烧杯、冷却柱、电子天平

材料：聚乙二醇6000、苏合香、冰片、液状石蜡

【制备工艺】

（1）基质熔化：取PEG6000在大烧杯中水溶加热熔融，加入苏合香及冰片，搅拌至熔化。

（2）用液状石蜡作冷凝液装入冷却柱。

（3）将熔融的药液转移至贮液器中，80~85 ℃保温，调节滴出口与冷却剂间的距离，控制滴速为30~50滴/分。

（4）待冷凝完全后取出滴丸，摊于纸上，吸去滴丸表面的液状石蜡，自然干燥即得。

【制剂质量检查与评价】

本品为淡黄色圆形滴丸。

【作用与用途】

本品用于胸闷、心绞痛、心肌梗死等及冠心病，具有上述症状的，能迅速缓解症状。

【分析与讨论】

（1）设定油浴温度与药盘温度时，要梯度进行。

（2）滴制过程中保持恒温。

（3）滴制液液压保持恒定。

（4）冷凝剂的冷却应梯度冷却。

【思考题】

影响滴丸剂圆整度的因素有哪些?

## (三)甘油明胶滴丸

【制剂处方】

| | |
|---|---|
| 明胶 | 5.0 g |
| 甘油 | 6.1 ml |
| 纯化水 | 20.0 ml |

【仪器与材料】

仪器:量筒、吸管、小烧杯、大烧杯、冷却柱、电子天平等

材料:明胶、甘油、纯化水、液状石蜡

【制备工艺】

(1)取明胶置于烧杯中,加纯化水使其充分溶胀,加入甘油,在水浴上加热至明胶溶解,搅匀。

(2)将上述药液趁热倒入分液漏斗中,在70 ℃左右滴丸,以液状石蜡为冷凝液,收集滴丸,沥净,用滤纸吸除刃面的液状石蜡,即得。

【制剂质量检查与评价】

本品为淡黄色透明滴丸。

【分析与讨论】

(1)要有充分时间保证明胶溶胀完全。

(2)滴制过程中,药液温度要恒定,温度过高药液变稀,滴速快而易产生小丸或双丸,成品丸重偏小;温度过低,药液变稠,滴速慢药丸粒常拖尾巴,成品畸形,丸重偏大。

(3)冷却柱温度维持在10~15 ℃,为提高冷却效果,冷却柱外可用冰盐冷却浴进行冷却,也可加长冷却柱的长度,如果冷却柱温度过高,丸粒粘连,不能成形。

(4)严格控制滴速,滴口与液面间的距离,以免丸粒不合格。

【思考题】

(1)为何药液要趁热过滤?

(2)如何纠正制备中出现的异常现象?

(3)怎么选择适宜的滴丸剂基质和冷却液?

## 四、制剂技能考核评价标准

| 测试项目 | 技能要求 | 分值 |
|---|---|---|
| 实训准备 | 着装整洁，卫生习惯好<br>实验内容、相关知识，正确选择所需的材料及设备，正确洗涤 | 5 |
| 实训记录 | 正确、及时记录实验的现象、数据 | 10 |
| 实训操作 | 按照实际操作计算处方中的药物用量、基质用量，正确称量药物<br>按照实验步骤正确进行实验操作及仪器使用。按时完成 | 10 |
| | 滴丸剂的制备：<br>（1）熔融基质操作正确、温度控制合理<br>（2）药物与基质混合均匀<br>（3）滴管口与冷凝剂液面距离合理 | 40 |
| | 滴丸剂质量考察：<br>（1）外观符合要求<br>（2）重量差异检查操作正确 | 10 |
| 成品质量 | 氯霉素耳用滴丸：为淡黄色或黄色圆珠形滴丸<br>苏冰滴丸：为白色圆珠形滴丸<br>甘油明胶滴丸：淡黄色透明滴丸 | 10 |
| 清场 | 按要求清洁仪器设备、实验台、摆放好所用药品 | 5 |
| 实训报告 | 实验报告工整，项目齐全，结论准确，并能针对结果进行分析讨论 | 10 |
| 合计 | | 100 |

（邱妍川　刘　阳）

# 实训二十四 微型胶囊的制备

## 一、实训目标

1. **掌握** 用复凝聚法制备微囊的基本原理和方法。
2. **熟悉** 微囊的特性和应用特点。

## 二、实训指导

微型胶囊（简称微囊）系利用高分子材料（通称囊材）将固体药物或液体药物（通称囊心物）包裹成直径为 0.01~200 μm 的微小胶囊。药物微囊化后，具有缓释作用，可提高药物的稳定性，掩盖药物的不良气味和口味，降低药物对胃肠道的刺激性，减少复方药物的配伍禁忌，改善药物的流动性与可压性，使液态药物可固体化。根据临床需要可将微囊制成散剂、胶囊剂、片剂、注射剂、软膏等。

微囊的制备方法很多，可归纳为物理化学法、化学法以及物理机械法三大类。可根据药物和囊材的性质与微囊的粒径、释放性能等要求进行选择。

本实验采用单、复凝聚法制备微囊，工艺简单，可用于多种类药物的微囊化。复凝聚法的原理是利用一些高亲水性胶体带有电荷的性质。当两种或两种以上带相反电荷的胶体液混合时，因电荷中和而产生凝聚。例如：阿拉伯胶液带负电，而 A 型明胶在等电点（pH7~9）以上也带负电荷，故两者混合并不发生凝聚现象；若用醋酸调节胶液 pH 至 A 型明胶等电点以下（约 pH3.8~4.0）时，因明胶电荷全部转为正电荷，即与带负电荷的阿拉伯胶相互凝聚。当溶液中存在药物时，就包在药物粒子周围形成微囊，此时囊膜较松软，当降低温度使达到胶凝点以下时，则逐渐胶凝、硬化，再加入甲醛使囊膜变性固化而得微囊成品。

单凝聚法制备微囊的原理是利用凝聚剂（强亲水性电解质或非电解质）与高分子囊材溶液的水合膜中水分子结合，致使囊材的溶解度降低，在搅拌条件下自体系中凝聚成囊而析出，这种凝聚是可逆的，一旦解除促凝聚条件，就可发生解凝聚现象，需根据囊材性质进行固化（图 24-1、24-2）。

图24-1　喷雾造粒装置

图24-2　显微镜下的微囊

## 三、实训内容

### （一）鱼肝油微囊

**【制剂处方】**

| | |
|---|---|
| 鱼肝油 | 1.5 ml |
| 阿拉伯胶 | 1.5 g |
| 明胶 | 1.5 g |
| 37%甲醛溶液 | 2 ml |
| 10%醋酸溶液 | 适量 |
| 10%氢氧化钠溶液 | 适量 |

**【仪器与材料】**

仪器：烧杯、乳钵、显微镜、普通天平

材料：鱼肝油、明胶、阿拉伯胶、甲醛溶液、10%醋酸溶液（新配制）、10%氢氧化钠溶液、纯化水等

**【制备工艺】**

（1）明胶溶液的配制　取明胶1.5 g加纯化水适量，在60 ℃水浴中溶解，过滤，加纯化水至50 ml，用10% NaOH溶液调节pH为8.0备用。

（2）鱼肝油乳剂的制备　取阿拉伯胶1.5 g置于干燥乳钵中研细，加鱼肝油1.5 ml，加纯化水2.5 ml，急速研磨成初乳，转移至量杯中，加纯化水至50 ml，搅拌均匀。同时在显微镜下检查成乳情况，记录结果（绘图），并测试乳剂的pH。

（3）混合　取乳剂放入烧杯中，加等量3%明胶溶液（pH=8.0）搅拌均匀，将混合液置于水浴中，温度保持45~50 ℃左右，取此混合液在显微镜下观察，（绘图），同

时测定混合液pH。

（4）成囊　上述混合液在不断搅拌下（速度25~30转/分）。用10%HAC溶液调节混合液pH为4.0~4.5，同时在显微镜下观察，看是否成为微囊，并绘图记录观察结果。与未调pH前比较有何不同。

（5）固化　在不断搅拌下，加入二倍量冷纯化水稀释，待温度降至32~35℃时，将微囊液置于冰浴中，不断搅拌，急速降温至5℃左右，加入37%甲醛溶液4 ml，搅拌20分钟，用10%氢氧化钠溶液调pH至8.0，搅拌1小时，同时在显微镜下观察绘图表示结果。

（6）过滤、干燥　从水浴中取出微囊液，静置待微囊下沉，抽滤，用纯化水洗涤至无甲醛味，加入6%左右的淀粉用20目筛制粒，于50℃以下干燥，称重即得。

**【制剂质量检查与评价】**

显微镜观察为圆整形或椭圆形的封闭囊状物，且大小应较均匀。

**【分析与讨论】**

（1）此法制备微囊使用的阿拉伯胶带负电荷，而A型明胶在等电点以上带负电荷，在等电点以下带正电荷，故明胶溶液要先用10%NaOH溶液调pH至8.0。

（2）成囊时pH调节不要过高或过低，一般调pH至3.8~4.0，这时明胶全部转为正电荷，与带负电荷的阿拉伯胶相互凝聚成囊。搅拌速度要适宜，速度过快由于产生离心作用，使刚刚形成的囊膜破坏；速度过慢，则微囊互相粘连。

（3）加入甲醛使囊膜变性，因此，甲醛用量的多少能影响变性程度。最后混合物用10%NaOH溶液调节pH=8.0，搅拌1小时，以增强甲醛与明胶的交联作用，使凝胶的网状结构孔隙缩小。

**【思考题】**

（1）该处方采用了哪种方法制备微囊？

（2）影响微囊粒径的因素？

## （二）液状石蜡微囊

**【制剂处方】**

| | |
|---|---|
| 液状石蜡 | 2 g |
| 明胶 | 2 g |
| 10%醋酸溶液 | 适量 |
| 60%硫酸钠溶液 | 适量 |
| 37%甲醛溶液 | 3 ml |
| 纯化水 | 适量 |

**【仪器与材料】**

仪器：烧杯、乳钵、显微镜、普通天平

材料：液状石蜡、明胶、37%甲醛溶液、10%醋酸溶液（新配制）、60%硫酸钠溶液、纯化水等

**【制备工艺】**

（1）明胶溶液的制备　称取明胶2 g，加纯化水10 ml使溶胀、溶解，50 ℃保温。

（2）液状石蜡乳的制备　称取处方量液状石蜡，加明胶溶液，于研钵中研磨成初乳，加纯化水至60 ml，混匀，10%醋酸溶液调节至pH=4（3.5~3.8）。

（3）微囊的制备　将上述乳剂转移到烧杯中，置于50 ℃恒温水浴内，量取一定体积的60%硫酸钠溶液，在搅拌下滴入乳剂中，至显微镜下观察，以成囊为度，由所用硫酸钠体积，立即计算体系中硫酸钠的浓度。另配制成硫酸钠稀释液，浓度为体系中浓度加1.5%，体积为成囊溶液3倍以上，稀释液温度为15 ℃，倾入搅拌的体系中，使微囊分散，静置待微囊沉降，倾去上清液，用硫酸钠稀释液洗2~3次。灾将微囊混悬于硫酸钠稀释液300 ml中，加甲醛溶液，搅拌15分钟，用20%氢氧化钠溶液调节pH8~9，继续搅拌1小时，静置待微囊沉降完全。倾去上清液，微囊过滤，用纯化水洗至无甲醛气味（或用Schiff试剂试至不显色），抽干，即得。

**【制剂质量检查与评价】**

显微镜观察为圆整形或椭圆形的封闭囊状物，且大小应较均匀。

**【分析与讨论】**

（1）液状石蜡乳的乳化剂为明胶，乳化力不强，亦可将液状石蜡与明胶溶液60 ml，用乳匀器或组织捣碎器乳化1~2分钟，即制得均匀乳剂。

（2）60%硫酸钠溶液，由于其浓度较高，温度低时，很易析出晶体，故应配制后加盖放置于50 ℃保温备用（硫酸钠是含10分子结晶水的晶体）。

（3）凝聚成囊后，在不停止搅拌的条件下，立即计算硫酸钠稀释液的溶液浓度。若硫酸钠凝聚剂用去21 ml，乳剂中纯化水为60 ml，体系中硫酸钠的浓度为 $\dfrac{60\% \times 21\ ml}{81\ ml}$，应再增加1.5%，即17.1%硫酸钠溶液为稀释液，用量为体系的3倍多（300 ml），液温15 ℃，可保持成囊时的囊形。若稀释液的浓度过高或过低时，可使囊黏结成团或溶解。

（4）成囊后加入稀释液，稀释后，再用稀释液反复洗时，只需要倾去上清液，不必过滤，目的是除去未凝聚完全的明胶，以免加入固化剂时明胶交联形成胶状物。固化后的微囊可过滤抽干，然后加入辅料制成颗粒，或可混悬于纯化水中放置，备用。

（5）甲醛可使囊膜的明胶变性固化。甲醛用量的多少能影响明胶的变性程度，亦可影响药物的释放速度。

（6）用20%氢氧化钠液pH至7~8时，可增强甲醛与明胶的交联作用，使凝胶的网状结构孔隙缩小而提高热稳定性。

**【思考题】**

（1）该处方采用了哪种方法制备微囊？

（2）影响微囊粒径的因素。

## 四、制剂技能考核评价标准

| 测试项目 | 技能要求 | 分值 |
|---|---|---|
| 实训准备 | 服装整洁，卫生习惯好，操作安静<br>熟悉实验内容、相关知识，正确选择所需的材料及设备，正确洗涤 | 5 |
| 实训记录 | 正确、及时记录实验的现象、数据 | 10 |
| 实训操作 | 按照实际操作计算处方中的药物用量，正确称量药物<br>能够按照实验步骤正确进行实验操作及仪器设备的使用 | 10 |
| 实训操作 | 鱼肝油微囊：<br>（1）明胶溶液的配制<br>（2）鱼肝油乳剂的制备<br>（3）混合：取乳剂放入烧杯中，加等量3%明胶溶液（pH=8.0）搅拌均匀，将混合液置于水浴中，温度保持45~50 ℃左右，取此混合液在显微镜下观察，测定混合液pH<br>（4）调pH成囊：上述混合液在不断搅拌下，用10%HAC溶液调节混合液pH为4.0~4.5，同时在显微镜下观察，看是否成为微囊<br>（5）固化：在不断搅拌下，加入冷纯化水稀释，待温度降至33 ℃左右，置于冰浴中，不断搅拌加入37%甲醛再搅拌，用10%氢氧化钠溶液调pH至8.0，搅拌1小时，在显微镜下观察<br>（6）过滤、干燥<br>液状石蜡微囊：<br>（1）明胶溶液的制备<br>（2）液状石蜡乳的制备<br>（3）微囊的制备：乳剂转移到烧杯中，置于50 ℃恒温水浴内，量取一定体积的60%硫酸钠溶液在搅拌下滴入乳剂中，至显微镜下观察<br>（4）配制硫酸钠稀释液，稀释液温度为15 ℃，倾入搅拌的体系中，使微囊分散，静置待微囊沉降，倾去上清液，用硫酸钠稀释液洗2~3次<br>（5）将微囊混悬于硫酸钠稀释液300 ml中，加甲醛溶液，搅拌15分钟，用20%氢氧化钠溶液调节pH8~9，继续搅拌1小时，静置待微囊沉降完全。倾去上清液，微囊过滤，用纯化水洗至无甲醛气味，抽干 | 50 |

续表

| 测试项目 | 技能要求 | 分值 |
|---|---|---|
| 成品质量 | 显微镜观察为圆整形或椭圆形的封闭囊状物，且大小应较均匀 | 10 |
| 清场 | 按要求清洁仪器设备、实验台，摆放好所用药品 | 5 |
| 实训报告 | 实验报告工整，项目齐全，结论准确，并能进行分析讨论 | 10 |
| 合计 | | 100 |

（邱妍川）

| 第三部分 |

# 综合实训

# 实训二十五　细菌内毒素检查

## 一、实训目的

**掌握** 《中国药典》2015年版四部细菌内毒素检查方法；热原检查结果的正确判断方法。

## 二、实训指导

《中国药典》现行版规定热原检查采用家兔法和细菌内毒素检查采用鲎试验法。

### （一）热原检查法

由于家兔对热原的反应与人基本相似，目前家兔法仍为各国药典规定的检查热原的法定方法。

《中国药典》现行版规定的热原检查法系将一定剂量的供试品，静脉注入家兔体内，在规定时间内，观察家兔体温升高的情况，以判定供试品中所含热原的限度是否符合规定。检查结果的准确性和一致性取决于试验动物的状况、试验室条件和操作的规范性。供试验用家兔应按药典要求进行选择，以免影响结果。家兔法检测内毒素的灵敏度为0.001 μg/ ml，试验结果接近人体真实情况，但操作繁琐费时，不能用于注射剂生产过程中的质量监控，且不适用于放射性药物、肿瘤抑制剂等细胞毒性药物制剂。

### （二）细菌内毒素检查法

细菌内毒素检查法系利用鲎试剂来检测或量化由革兰阴性菌产生的细菌内毒素，以判断供试品中细菌内毒素的限量是否符合规定的一种方法。细菌内毒素的量用内毒素单位（EU）表示。

细菌内毒素检查方法包括凝胶法和光度测定法，前者利用鲎试剂（图25-1）与细菌内毒素产生凝集反应（图25-2）的原理来检测或半定量内毒素，后者包括浊度法和显色基质法，系分别利用鲎试剂与内毒素反应过程中的浊度变化及产生的凝固酶使特定底物释放出呈色团的多少来测定内毒素。

鲎试剂法检查内毒素的灵敏度为0.0001 μg/ ml，比家兔法灵敏10倍，操作简单易行，试验费用低，结果迅速可靠，适用于注射剂生产过程中的热原控制和家兔法不能检测的某些细胞毒性药物制剂，但其对革兰阴性菌以外的内毒素不灵敏，目前尚不能完全代替家兔法。

图25-1　鲎试剂

图25-2　细菌内毒素测定仪

## 三、仪器与试剂

仪器：注射器、烧杯、蒸发皿等

试剂：鲎试剂、细菌内毒素标准品、细菌内毒素检查用水、5%葡萄糖注射液

## 四、实训内容

1. **实验准备**　试验所用器皿需经处理，除去可能存在的外源性内毒素，常用的方法是250℃干热灭菌30分钟以上，也可用其他适宜的方法，并应确证不干扰细菌内毒素的检查。试验操作过程应防止微生物的污染。

2. **检查法**　取装有鲎试剂安瓿8支，用0.1 ml的细菌内毒素检查用水复溶后，其中2支加入0.1 ml按最大稀释倍数稀释的供试品溶液作为供试品管，2支加入0.1 ml用细菌内毒素检查用水将细菌内毒素工作标准品制成的2.0λ浓度的内毒素溶液作为阳性对照管，2支加入0.1 ml细菌内毒素检查用水作为阴性对照管，2支加入0.1 ml供试品阳性对照溶液[用被测供试品溶液将同一支（瓶）细菌内毒素工作标准品制成2.0λ浓度的内毒素溶液]作为供试品阳性对照管。将试管中溶液轻轻混匀后，封闭管口，垂直放入37±1℃适宜恒温器中，保温60±2分钟。保温和拿取试管过程应避免受到振动造成假阴性结果。

**3. 结果判断**  将试管从恒温器中轻轻取出，缓缓倒转180°时，管内凝胶不变形，不从管壁滑脱者为阳性，记录为（＋）；凝胶不能保持完整并从管壁滑脱者为阴性，记录为（－）。供试品管2支均为（－），应认为符合规定；如2支均为（＋），应认为不符合规定；如2支中1支为（＋），1支为（－），按上述方法另取4支供试品管复试，4支中1支为（＋），即认为不符合规定。阳性对照管为（－）或供试品阳性对照管为（－）或阴性对照管为（＋），试验无效。

## 五、实训结果

（1）将细菌内毒素检查法所得结果记入表25-1。

表25-1　细菌内毒素检查法结果记录

品名：　　　　　　　　批号：　　　　　　　　　　　　试验日期：

| 编号 | 检品管1 | 检品管2 | 阳性对照管1 | 阳性对照管2 | 阴性对照管1 | 阴性对照管2 | 供试品对照管1 | 供试品对照管2 |
|---|---|---|---|---|---|---|---|---|
| 鲎试剂 | 1支 | 1支 | 1支 | 1支 | 1支 | 1支 | 1支 | 1支 |
| 内毒素检查用水 | 0.1 ml | 0.1 ml | 0.1 ml | 0.1 ml | 0.2 ml | 0.2 ml | — | — |
| 样品溶液 | 0.1 ml | 0.1 ml | — | — | — | — | 0.1 ml | 0.1 ml |
| 内毒素标准品溶液 | — | — | 0.1 ml | 0.1 ml | — | — | 0.1 ml | 0.1 ml |
| 实验结果 | | | | | | | | |

（2）实验结果判断

本批号：＿＿＿＿＿＿＿＿＿＿注射液，细菌内毒素检查法检查结果：＿＿＿＿＿＿＿＿＿＿＿＿＿＿＿＿＿＿。

## 六、分析与讨论

（1）对于内毒素限值的确定，药典附录有相应计算公式，即当今世界各国普遍采用的细菌内毒素计算公式，即：$L=K/M$，式中K为按规定给药途径，人每公斤体重每小时可以接受的不产生任何不良反应的细菌内毒素剂量（亦称致热阈），它基本上是一固定值，药典上对每一给药途径的K值都有具体的规定。M为按规定的给药途径，人每公斤体重每小时给药的最大剂量。这一个值的确定实际上才是计算限值的关键。

（2）原则上一般根据药品使用说明书来确定最大剂量。通常以一次剂量为准，如注明2小时，则除以2，否则均以1小时为准；不足1小时的，也以1小时计；如未给出一次剂量，而是一日剂量，如一日2~4 g，分2~4次用，这种情况以计算后的最大剂量，即2 g/次计算。用法用量中有成人剂量、儿童剂量、重症剂量时，要体现出最大剂量。通常儿童剂量以kg计算时大于成人剂量，所以，此时应用儿童剂量，因为儿童与重症病人更易出现问题，故应更严格。用于感染、肿瘤、心血管、中枢疾患易感的药物建议加上安全系数。复方、输液、工艺易污染者从严，大输液一般计为0.5 EU/ml。

## 七、思考题

（1）细菌内毒素检查法规定，恒温器的温度是多少？如果不按规定温度实验，可能产生什么结果？

（2）细菌内毒素检查法中，为何要设阳性对照管、阴性对照管和供试品阳性对照管？

## 八、技能考核评价标准

| 测试项目 | 技能要求 | 分值 |
|---|---|---|
| 实训准备 | 着装整洁，卫生习惯好<br>正确选择所需的材料及设备，正确洗涤 | 5 |
| 实训记录 | 正确、及时记录实验的现象、原始数据 | 5 |
| 实训操作 | 操作：<br>（1）所用器具先进行高温除热原的处理<br>（2）正确加入各种试剂<br>（3）$37 \pm 1$ ℃保温$60 \pm 2$分钟 | 55 |
| 实训结果 | 将试管从恒温器中轻轻取出，缓缓倒转180°时，管内凝胶不变形，不从管壁滑脱者为阳性，凝胶不能保持完整并从管壁滑脱者为阴性。阳性对照管一定为阳性结果，阴性对照管一定为阴性结果。供试品管结果应一致；若结果与此不相符，则试验无效，应重新检测 | 20 |
| 实训清场 | 按要求清洁仪器设备、实验台、摆放好所用药品 | 5 |
| 实训报告 | 实验报告工整，项目齐全，结论准确，并能针对结果进行分析讨论 | 10 |
| 合计 | | 100 |

（邱妍川 刘 阳）

# 实训二十六　维生素C注射液制备与质量考察

## 一、实训目的

**1. 掌握**　注射剂的生产工艺过程和操作要点；注射剂成品质量检查的标准和方法。

**2. 熟悉**　pH、惰性气体、抗氧剂、金属络合剂、灭菌时间对易氧化药物稳定性的影响。

## 二、实训指导

注射剂系指原料药物或与适宜的辅料制成的供注入体内的无菌液体制剂，包括溶液型、乳状液型或混悬型等注射液。可用于皮下注射、皮内注射、肌内注射、静脉注射、静脉滴注、鞘内注射、椎管内注射等。其注射剂由于吸收快，作用迅速，所以产品的生产和成品质量控制都极其严格，以保证用药的安全性和有效性。

注射剂的质量要求为无菌、无热原、澄明度合格、使用安全、无毒性无刺激性，具有一定的pH（4~9）和渗透压要求，含量合格，在有效期内稳定。要使注射剂达到规定的质量要求，就必须严格遵守注射剂生产的操作规程，并按质量标准控制产品的质量。

**1. 注射液制备一般流程**　见图26-1。

**图26-1　注射剂一般生产工艺流程图**

### 2. 注意事项

（1）配液时必须采用新鲜注射用水。烘干灭菌的安瓿存放应有净化空气保护，存放时间不应超过24小时。

（2）供注射用的原辅药，必须符合《中国药典》2015年版所规定的各项杂质检查与含量限度。应按处方规定计算原料及附加剂的用量，经准确称量，两人核对后，方可投料。如果注射剂在灭菌后含量下降时，应酌情增加投料量。若原料与处方规定的药物规格不同时，如含量不同、含有结晶水应注意换算。

（3）注射液配制方法有两种，一种是稀配法，将原料加入所需的溶剂中，一次配成所需的浓度，该法适于原料质量好的药物。另外一种是浓配法，将全部原料药物加入部分溶剂中配成浓溶液，加热滤过，必要时也可冷藏后再滤过，然后稀释至所需浓度即得，一般溶解度小的杂质在浓配时可以滤过除去，对不易滤清的药液可加0.1%~0.3%的一级针用"767型"活性炭处理，起吸附和助滤作用。

（4）注射剂的过滤一般采用（加压）三级过滤，用钛滤器或砂滤棒粗滤脱炭，选垂熔玻璃滤器精滤，微孔滤膜滤器终端过滤。一般垂熔玻璃滤器不宜使用重铬酸钾硫酸清洁液处理，采用架桥原理，精滤的初滤液应回滤至澄明度合格。微孔滤膜0.45~0.8 μm用于除微粒，0.22 μm用于除菌过滤，使用前后均要进行气泡点试验，以检查其完整性。

（5）灌封工作一般在4小时内完成。药液灌装要求做到剂量准确，注入容器的量要比标示量稍多，以抵偿在给药时由于瓶壁黏附和注射器及针头的吸留而造成的损失，保证用药剂量。增加装量按《中国药典》2015年版中的规定（见表26-1）。灌装时针头插入瓶底，以免药液黏于瓶颈，封口时产生焦头或爆裂。安瓿封口采用直立（或倾斜）旋转拉丝式封口，要严密不漏气，颈端圆整光滑，无尖头和小泡。

表26-1　注射剂增加装量

| 标示装量/ml | 增加量/ml | |
| --- | --- | --- |
| | 易流动液 | 黏稠液 |
| 0.5 | 0.10 | 0.12 |
| 1 | 0.10 | 0.15 |
| 2 | 0.15 | 0.25 |
| 5 | 0.30 | 0.50 |
| 10 | 0.50 | 0.70 |
| 20 | 0.60 | 0.90 |
| 50 | 1.0 | 1.5 |

对于易氧化药物，应在注射剂中通入惰性气体 $N_2$ 或 $CO_2$ 以驱除注射用水中溶解的氧和容器空间的氧，以防药物氧化。惰性气体须净化后使用。通入惰性气体的方法一般是先在注射用水在中通入惰性气体使其饱和，配液时再通入药液中，并在惰性气体的气流下灌封，驱除安瓿中的空气。

（6）注射剂从配制到灭菌，必须在规定时间内完成，一般在12小时内完成。灭菌与保持药物稳定性是矛盾的两个方面，对热不稳定的药品注射剂，一般1~5 ml安瓿剂可用流通蒸气灭菌100 ℃ 30分钟，10~20 ml安瓿剂使用100 ℃ 45分钟。灭菌时间还可根据情况延长或缩短，要求按灭菌效果 $F_0$ 值大于8分钟进行验证。凡耐热的药品，宜采用115 ℃ 30分钟热压灭菌。

（7）安瓿剂必须在灭菌时或灭菌后，采用减压法或其他适宜方法进行安瓿检漏。检漏一般应用灭菌检漏两用灭菌器，灭菌完毕后，负压下或趁热放入色水，色水即从漏气安瓿的毛细孔进入而被检出。

（8）注射剂的质量检查包括澄明度检查（灯检）、无菌检查、细菌内毒素检查或热原检查，pH测定、含量测定和其他规定检查项目，按规定检查应符合质量标准。

**3. 生产设备**　主要生产设备有多效蒸馏水机、浓配/稀配罐、过滤设备、安瓿洗瓶机、远红外热风循环烘箱、拉丝灌封机、蒸汽灭菌器、安瓿印字机等（图26-2）。

多效蒸馏水机　　　浓配/稀配罐　　　　过滤设备　　　　　　立式超声波清洗机

热风循环杀菌干燥机　　　　拉丝灌封机　　　　蒸汽灭菌检漏器　　　　安瓿印字机

**图26-2　常用生产设备**

## 三、实训内容

### 维生素C注射液

【制剂处方】

|  | A（$A_1+A_2+A_3+A_4$） | B（无抗氧剂） | C（不通$CO_2$） |
|---|---|---|---|
| 维生素C | 1.04 kg | 0.26 kg | 0.26 kg |
| 碳酸氢钠 | 0.484 kg | 0.121 kg | 0.121 kg |
| 焦亚硫酸钠 | 40 g | — | 10 g |
| 依地酸二钠 | 10 g | 2.5 g | 2.5 g |
| 注射用水 | 共制20 L | 共制5 L | 共制5 L |

【仪器与材料】

仪器：多效小蒸馏水机、2 ml空安瓿、超声波安瓿清洗机、热风循环杀菌干燥机、配液罐、垂熔玻璃滤器、滤器微孔滤膜、安瓿拉丝灌封机、灭菌检漏器、伞棚灯、pH计、紫外–可见分光光度计、滴定管

材料：维生素C、碳酸氢钠、焦亚硫酸钠、依地酸二钠、注射用水、亚甲蓝、$CO_2$气体等、碘滴定液（0.1 mol/L）、丙酮、稀醋酸、淀粉指示液等

【制备工艺】

**1. 制备工艺流程**　见图26-3。

图26-3　维生素C注射液生产工艺流程图

**2. 制备方法**

（1）制备注射用水备用。

163

（2）2 ml安瓿清洗、烘干灭菌，备用。

（3）精密称取原辅料，双人核对签字。

（4）配液　量取处方量80%的注射用水，通二氧化碳饱和，加依地酸二钠、维生素C使溶解，分次缓缓加入碳酸氢钠，搅拌使完全溶解，加焦亚硫酸钠溶解，搅拌均匀，调节药液pH 5.8~6.2，添加二氧化碳饱和注射用水至足量。

（5）过滤　用G3垂熔漏斗和0.45 μm的微孔滤膜串联过滤。检查滤液澄明度。

（6）灌注与熔封　将过滤合格的药液，立即灌装于2 ml安瓿中，通二氧化碳于安瓿上部空间，要求装量准确，药液不黏安瓿壁。随灌随封，熔封后的安瓿顶部应圆滑、无尖头、鼓泡或凹陷现象。

（7）灭菌与检漏　将灌封好的安瓿用100 ℃流通蒸气灭菌15分钟，做稳定性考察的安瓿采用煮沸灭菌，以便观察颜色变化。灭菌完毕立即将安瓿放入1%亚甲蓝水溶液中，剔除变色安瓿，将合格安瓿洗净、擦干，供质量检查。

**3. 处方分组**　处方A分四组，分别用盐酸/碳酸氢钠调pH，$A_1$配制5 L，调pH为4.0，$A_2$配制5 L调pH为5.0，$A_3$配制10 L，调pH为6.0，$A_4$配制5 L，调pH为7.0；处方B配制5 L，调pH为6.0，处方中不加抗氧剂；处方C配制5 L，调pH为6.0，制备中注射用水、配制药液和灌封前后的安瓿均不通$CO_2$。分别配液、滤过、灌封，一半样品流通蒸汽灭菌15分钟、检漏、灯检、含量测定、印字、包装，留样观察。另一半样品采用煮沸灭菌5~60分钟，检漏后比较颜色和含量变化。

**【制剂质量检查与评价】**

（1）漏气　将灭菌后的安瓿趁热置于有色溶液中，稍冷取出，用水冲洗干净，剔除被染色的安瓿，并记录漏气支数。

（2）装量　取本品5支，依法检查（2015版《中国药典》四部0102项），并记录。

（3）pH　pH应为5.0~7.0（2015版《中国药典》四部0631项）。

（4）细菌内毒素　取本品，依细菌内毒素检查法（2015版《中国药典》四部1143项）检查，每1 ml中含内毒素量应小于2.5EU。

（5）可见异物　除另有规定外，取本品20支，依可见异物检查法（2015版《中国药典》四部0904项）检查，供试品中未检出金属屑、玻璃屑、长度超过2 mm的纤维、最大粒径超过2 mm的块状物和静置一定时间后轻轻旋转时肉眼可见的烟雾状微粒沉积物、无法计数的微粒群或摇不散的沉淀，以及在规定时间内较难计数的蛋白质絮状物等明显可见异物，符合规定。

若供试品中如检出点状物、2 mm以下的短纤维和块状物等微细可见异物，生化药品或生物制品若检出半透明的小于约1 mm的细小蛋白质絮状物或蛋白质颗粒等微细可见异物，除另有规定外，如仅有1支（瓶）超出，符合规定；如检出2支（瓶）超出，复试；如检出3支（瓶）及以上超出，不符合规定。

将检查结果记录于表26-2中。

**表26-2　澄明度检查结果记录**

| 总检 | 废品支数 | | | | | | | 合格成品 | 合格率 |
|------|------|------|------|------|------|------|------|------|------|
| 支数 | 漏气 | 玻屑 | 纤维 | 白点 | 白块 | 焦头 | 其他 | 支数 | |
|  |  |  |  |  |  |  |  |  |  |

**【相关链接】**

### 可见异物检查中术语

（1）白块　系指用规定的检查方法，能看到有明显的平面或棱角的白色物质。

（2）白点　不能辨清平面或棱角的按白点计。但有的白色物质虽不易看清平面、棱角（如球形），但与上述白块同等大小或更大者，应作白块论。在检查中见似有似无或若隐若现的微细物，不作白点计数。

（3）微量白点　50 ml或50 ml以下的注射液，在规定的检查时间内仅见到3个或3个以下白点者，作为微量白点；100 ml或100 ml以上的注射液，在规定检查时间内仅见到5个或5个以下的白点时，作为微量白点。

（4）少量白点　药液澄明、白点数量比微量白点较多，在规定检查时间内较难准确计数者。

（5）微量沉积物　指某些生化制剂或高分子化合物制剂，静置后有微小的质点沉积，轻轻倒转时有烟雾状细线浮起，轻摇即散失者。

（6）异物　包括玻璃屑、纤维、色点、色块及其他外来异物。

（7）特殊异物　指金属屑及明显可见的玻璃屑、玻璃块、玻璃砂、硬毛或粗纤维等异物。金属屑为有一面闪光者，玻璃屑为有闪烁性或有棱角的透明物。

（6）颜色　取本品，加水稀释成每1 ml中含维生素C 50 mg的溶液，照紫外-可见分光光度法（2015版《中国药典》四部0401项），在420 nm的波长处测定，流通蒸汽灭菌15分钟的维生素C注射液$A_1$吸收度不得过0.06。

（7）含量测定　精密量取本品适量（约相当于维生素C 0.2 g），加水15 ml与丙酮2 ml，摇匀，放置5分钟，加稀醋酸4 ml与淀粉指示液1 ml，用碘滴定液（0.1 mol/L）

滴定，至溶液显蓝色并持续30秒钟不褪。记消耗碘液毫升数。每1 ml碘滴定液（0.1 mol/L）相当于8.806 mg的$C_6H_8O_6$。流通蒸汽灭菌15分钟的维生素C注射液$A_1$含维生素C（$C_6H_8O_6$）应为标示量的90.0%~110.0%。

（8）稳定性影响因素试验　将稳定性考察样本作标记后于冷水中煮沸，到规定时间后用冷水冷却，观察不同时间颜色变化，加水稀释成每1 ml中含维生素C 50 mg的溶液，照紫外–可见分光光度法（2015版《中国药典》四部0401项），在420 nm的波长处测定维生素C注射液吸收度，并测定含量，实验结果记录于表26–3。分别考察PH对维生素C注射液质量的影响（$A_1$、$A_2$、$A_3$、$A_4$），抗氧剂的对维生素C注射液稳定作用（$A_3$、B）、空气中的氧对维生素C注射液质量的影响（$A_3$、C）。

表26–3　稳定性影响因素实验结果

| 考察因素 | 样品 | PH | 煮沸时间（分）与颜色变化 λ=420 nm，吸收度A | | | | | 含量测定（消耗$I_2$液ml） | | 含量变化$I_2$液毫升数 |
| --- | --- | --- | --- | --- | --- | --- | --- | --- | --- | --- |
| | | | 0 | 5 | 15 | 30 | 60 | 0 | 60 | |
| PH | $A_1$ | 4.0 | | | | | | | | |
| | $A_2$ | 5.0 | | | | | | | | |
| | $A_3$ | 6.0 | | | | | | | | |
| | $A_4$ | 7.0 | | | | | | | | |
| 抗氧剂 | B | 6.0 | | | | | | | | |
| 氧气 | C | 6.0 | | | | | | | | |

【作用与用途】

临床上用于预防及治疗坏血病，并用于出血性体质、鼻、肺、肾、子宫及其器官的出血。

【分析与讨论】

（1）维生素C分子中有烯二醇式结构，故显强酸性。注射时刺激性大，产生疼痛，故加入碳酸氢钠（或碳酸钠），使维生素C部分地中和成钠盐，以减轻疼痛。同时碳酸氢钠起调节pH的作用，以增强的维生素C稳定性。

（2）维生素C在干燥状态下较稳定，但在潮湿状态或溶液中，其分子结构中的烯二醇结构被很快氧化，生成黄色双酮化合物，虽仍有药效，但会迅速进一步氧化、断裂、生成一系列有色的无效物质。氧化反应式如下：

抗坏血酸　　　　　　　　去氢抗坏血酸　　　　　　　2，3-二酮-L-古罗糖酸

草酸　　　　　　　　　　　　L-丁糖酸

（3）溶液的pH、氧、重金属离子和温度对维生素C的氧化均有影响。针对维生素C溶液易氧化的特点，在注射液处方设计中应重点考虑怎样延缓药的氧化分解，通常采取如下措施。

①除氧，尽量减少药物与空气的接触，在配液和灌封中通入惰性气体，常用高纯度的氮气和二氧化碳。

②加抗氧剂。

③调节溶液pH至最稳定pH范围。

④加金属离子络合剂。金属离子对药物的氧化反应有强烈的催化作用，当维生素C溶液中含有0.0002 mol/L铜离子时，其氧化速反可以增大$10^4$倍，故常用依地酸二钠或依地酸钙钠络合金属离子。

⑤缩短灭菌时间。本品稳定性与温度有关。实验证明用100 ℃ 30分钟灭菌，含量减少3%，而100 ℃ 15分钟只减少2%，故以100 ℃ 15分钟灭菌为好。但操作过程应尽量在避菌条件下进行，以防污染。并且在灭菌时间到达后，可立即小心开启灭菌器，用温水、冷水冲淋安瓿，以促进迅速降温。

【思考题】

（1）分析影响注射剂澄明度的因素。

（2）用$NaHCO_3$调节维生素C注射液的pH，应注意什么问题？为什么？

（3）抗坏血酸注射液的质量主要受哪些因素的影响？

（4）易氧化药物注射剂应如何制备？

## 四、制剂技能考核评价标准

| 测试项目 | 技能要求 | 分值 |
| --- | --- | --- |
| 实训准备 | 着装整洁，卫生习惯好<br>正确选择所需的材料及设备，正确洗涤 | 5 |
| 实训记录 | 正确、及时记录实验的现象、数据 | 5 |
| 实训操作 | 按照实际操作计算处方中的药物用量，正确称量药物<br>按照实验步骤正确进行实验操作及仪器使用，按时完成 | 10 |
| | 维生素C注射液的制备：<br>（1）配液方法正确<br>（2）滤过装置的准备、安装，滤液澄明度合格<br>（3）灌封装量准确，熔封后的安瓿顶部圆滑、无尖头、鼓泡、凹陷现象。惰性气体通入正确<br>（4）灭菌操作正确 | 40 |
| | 质量考察：<br>（1）可见异物检查操作正确，判断正确<br>（2）颜色判断和含量测定操作正确 | 20 |
| 成品质量 | 维生素C注射液为无色或微黄色的澄明液体，成品装量准确，封口圆滑，颜色、澄明度、含量测定合格（$A_1$） | 5 |
| 清场 | 按要求清洁仪器设备、实验台，摆放好所用药品 | 5 |
| 实训报告 | 实验报告工整，项目齐全，结论准确，并能针对结果进行分析讨论 | 10 |
| 合计 | | 100 |

（林凤云　江尚飞）

# 实训二十七  乙酰水杨酸肠溶片的制备与质量考察

## 一、实训目的

1. **掌握**  湿法制粒压片的基本操作；薄膜衣的基本操作。
2. **熟悉**  片剂的基本工艺过程；薄膜衣材料的组成及其特性；单冲压片机的基本构造、使用方法；包衣机的基本结构及使用方法。
3. **了解**  单冲压片机的装拆和保养过程。

## 二、实训指导

片剂系指药物与辅料均匀混合，通过制剂技术压制而成的圆片或异形片状的固体制剂。按形式可分为单层片、多层片（复压片）、包衣片（糖衣、薄膜衣、肠溶衣片）等。

片剂的压制按工艺分为制粒压片法和直接压片法两大类，制粒压片法分为湿法制粒压片法和干法制粒压片法，直接压片法分为粉末直接压片法和结晶药物直接压片法。若药物受湿热比较稳定，一般选用湿法制粒压片；若药物为结晶状，流动性和可压性较好者，可直接选粒压片即结晶直接压片法；若药物遇湿热易变质者，可通过加入干燥黏合剂，助流剂等辅料采用粉末直接压片法。其中，湿法制粒压片法最常用。

凡具有不良嗅味、刺激性、易潮解或遇光易变质的药物，制成片剂后，可包糖衣或薄膜衣，对一些遇胃酸易破坏、对胃有较强刺激性或为治疗结肠部位疾病需在肠内释放的药物，制成片剂后应包肠溶衣。为减少某些药物毒副作用，减少用药频率，避免或减少血浓峰谷现象，提高患者的顺应性并提高药物药效和安全性，可制成缓、控释制剂。薄膜衣与糖衣相比具有生产周期短、效率高、片重增加不大（一般增加3%~5%）、包衣过程可实行自动化、对崩解的影响小等特点。

片剂的质量检查项目有外观、硬度、脆碎度，重量差异和崩解时限等，其中，若要求做含量均匀度检查，则不再做重量差异；若要求做溶出度测定，则不再做崩解时限检查，检查方法照《中国药典》2015年版执行。

片剂的辅料可分为以下各类。

（1）润湿剂和黏合剂　本身无黏性，但所润湿药粉，启发药粉潜在黏性的为润湿剂（如水、乙醇）；具黏性，黏合药粉制成颗粒的为黏合剂（如淀粉浆）。

（2）填充剂　包括增大片重（<100 mg以下时）的稀释剂和吸收液体的吸收剂（淀粉、乳糖）。

（3）崩解剂　有良好吸水性和膨胀性，使片剂口服后，在胃肠道中迅速崩解和溶出药物，便于吸收和发挥药效而加入的辅料（干淀粉）。

（4）润滑剂　具助流作用，保证片重相符；抗黏附作用，防止黏冲；润滑作用减少冲模磨损和利于压片的辅料（硬脂酸、滑石粉）。

片剂薄膜包衣材料的基本组成如下。

（1）成膜材料　要求能溶解于适宜的溶剂，成膜性能良好，在胃液或肠液中迅速溶解。常用高分子成膜材料有：①水溶性纤维素衍生物，如羟丙甲纤维素（HPMC），其特点是成膜性能好，膜透明坚韧，但无抗湿性能。羟丙基纤维素（HPC），能溶于水、乙醇中成黏性溶液，可用于包胃溶薄膜衣。甲基纤维素（MC），其低黏度水溶液包薄膜衣时最好与HPMC等混合使用。②水不溶性纤维素衍生物，如乙基纤维素（EC）和醋酸纤维素（CA），前者能溶于乙醇，后者能溶于丙酮等有机溶剂，成膜性好，常用作缓、控释包衣材料。③丙烯酸（酯）–甲基丙烯酸（酯）共聚物（国外商品名Eudragit）。其中Ⅳ号胃溶型丙烯酸树脂（Eudragit E100）以及胃崩型丙烯酸树脂乳胶液（Eudragit E30D）两种可用作胃溶性薄膜包衣。Ⅱ号肠溶丙烯酸树脂（Eudragit L100）、Ⅲ号肠溶丙烯酸树脂（Eudragit S100）、Ⅰ丙烯酸树脂乳胶液（Eudragit L30D）三种均用于肠溶性薄膜包衣材料。另有不溶型丙烯酸树脂（Eudragit RS和Eudragit RL）均可用于制备缓、控释制剂的包衣材料。

（2）增塑剂　能增加包衣材料的可塑性，使衣层保持良好的柔韧性，常用水溶性增塑剂有甘油、聚乙二醇、丙二醇等；水不溶性增塑剂有蓖麻油、吐温–80、邻苯二甲酸二乙酯和柠檬酸三乙酯等。

（3）溶剂　常用的溶剂有乙醇、甲醇、丙酮、氯仿及水等，必要时可使用混合溶剂。

（4）其他　如着色剂（如食用色素）、避光剂（如二氧化钛）、润湿剂（如吐温80）、防黏剂或抗黏附剂（如滑石粉）以及增加表面光泽的二甲硅油等。

**1. 湿法制粒压片（挤压过筛制粒为例）的一般流程**　见图27-1。

**图27-1　湿法制粒压片一般工艺流程图**

**2. 薄膜包衣的一般流程**　见图27-2。

**图27-2　薄膜包衣一般工艺流程图**

**3. 注意事项**

（1）原料药与辅料应混合均匀。含量小的药物应采用等量递加法混合，过筛制粒时采用复次过筛等方法使药物分散均匀。

（2）凡遇热易分解的药物，在制片过程中应避免受热分解；凡具有挥发性的药物，可先制备空白颗粒，挥发性药物在压片前加入。挥发油可加在润滑剂与颗粒混合后筛出的部分细粒中，或加入直接从干颗粒中筛出的部分细粉，再与全部干颗粒混匀。若挥发性药物为固体（如薄荷脑）或量较少时，可用适量乙醇溶解，或与其他成分混合研磨共溶后喷入干颗粒中，混匀后，密闭数小时，使挥发性药物渗入颗粒。

（3）崩解剂的加入方法有三种。①内加法：是指将崩解剂与处方中的其他成分混合均匀后制粒，崩解剂在颗粒内部，崩解较迟缓，一旦崩解便成细粒，有利于溶出。②外加法：指崩解剂加在干颗粒中，水分透入后，崩解迅速，但因颗粒内无崩解剂，故不易崩解成细粒，溶出稍差。③内外加法：指崩解剂分两份，一份按内加法加入（一般为崩解剂的50%~75%），另一份按外加法加入（一般为崩解剂的25%~50%）。此法集中了前二种加法的优点，相同用量时，其崩解速度是外加法 > 内外加法 > 内加法，但其溶出速率则是内外加法 > 内加法 > 外加法。

（4）压片过程中常见问题。①裂片：是指片剂受到振动或在贮存过程中从腰间裂开的现象称裂片。从片剂顶部或底部剥落一层的现象称顶裂。主要原因有黏合剂选择不当或用量不足、细粉过多、压力过大、冲头与冲模圈不符等。②松片：是指片剂硬度不够，受震动易出现松散破碎的现象。主要的原因是药物弹性回复大，可压性差。可通过选用黏性强的黏合剂，增大压片机的压力等方法来解决。③黏冲：是指冲头或冲模上黏着细粉，造成片面粗糙不平或有凹痕的现象。刻有文字或横线的冲头更易发生黏冲现象。主要原因有颗粒含水量过多、润滑剂使用不当、冲头表面粗糙和工作场所湿度太高等。④崩解超限：是指片剂不能在药典规定的时限内完全崩解或溶解。其原因有崩解剂用量不足、黏合剂黏性太强或用量过多、压片时压力过大、疏水性润滑剂用量过多等。⑤片重差异超限：是指片重差异超过药典规定的限度。其主要原因是颗粒大小不匀或流动性差、下冲升降不灵活、加料斗装量时多时少等。⑥变色与色斑：是指片剂表面的颜色发生改变或出现色泽不一的斑点现象，导致外观不符合要求。其主要原因有颗粒过硬、混料不匀、接触金属离子、压片机污染油污等。⑦麻点：是指片剂表面产生许多小凹点的现象。主要原因有润滑剂和黏合剂选用不当、颗粒大小不均匀或引湿受潮、粗粒或细粉量过多、冲头表面粗糙等。⑧迭片：是指两个药片叠压在一起的现象。其主要原因有出片调节器调节不当、上冲黏片及加料斗故障等。

（5）包衣过程注意事项。①为加快溶剂蒸发，吹入缓和热风，温度最好不超过40 ℃，以免干燥过快，出现"皱皮"或"起泡"现象；也不能干燥过慢，否则会出现"粘连"或"剥落"现象。②大多数的薄膜衣需要一个固化期，一般是在室温或略高于室温下自然放置6~8小时使之固化完全。③为使残余的有机溶剂完全除尽，一般还要在50 ℃下干燥12~24小时，采用有机溶剂包衣时包衣材料的用量较少，表面光滑、均匀，但必须严格控制有机溶剂的残留量。现代的薄膜衣采用不溶性聚合物的水分散体作为包衣材料，并已经日趋普遍，目前在发达国家中已几乎取代了有机溶剂包衣。

**4. 生产设备**　主要生产设备有粉碎设备、过筛设备、混合设备、制粒设备、干燥设备、压片机、包衣锅等。新型制粒设备有高速搅拌制粒机、一步制粒机（流化喷雾制粒），常用的压片机有撞击式单冲压片机（实验室用）和旋转式多冲压片机（生产用）（图27-3）。

| V型混合机 | 三维混合机 | 槽型混合机 | 摇摆式颗粒机 |

| 高速搅拌制粒机 | 流化喷雾制粒机 | 单冲压片机 | 旋转式多冲压片机 |

| 冲头与模圈 | 振动筛粉机 | 小型包衣机 | 高效包衣机 |

图27-3　片剂常见生产设备

## 三、实训内容

### 乙酰水杨酸肠溶片

【制剂处方】

**1. 乙酰水杨酸片芯处方**

| 组成 | 每片用量（mg） | 500片用量（g） |
| --- | --- | --- |
| 乙酰水杨酸 | 25.0 | 12.5 |

| 淀粉 | 36.0 | 18.0 |
|---|---|---|
| 微晶纤维素 | 30.0 | 15.0 |
| 羧甲基淀粉钠 | 5.0 | 2.5 |
| 酒石酸（或柠檬酸） | 0.8 | 0.4 |
| 2%HPMC醇水液 | Q.S | Q.S |
| 4%滑石粉 | Q.S | Q.S |

**2. 包衣处方**

| 丙烯酸树脂Ⅱ号 | 10 g |
|---|---|
| 邻苯二甲酸二乙酯 | 2 g |
| 蓖麻油 | 4 g |
| 吐温-80 | 2 g |
| 滑石粉（120目） | 3 g |
| 钛白粉（120目） | QS |
| 柠檬黄 | QS |
| 85%乙醇加至 | 200 ml |

**【仪器与材料】**

仪器：电子天平、单冲压片机、包衣机、乳钵（中号）、喷枪、空气压缩机、烘箱、电吹风、搪瓷盘、不锈钢筛网（40目、80目）、尼龙筛网（16目、18目）、冲头（5.5 mm浅凹冲）等

材料：乙酰水杨酸（粒状结晶）、微晶纤维素、羟丙甲纤维素、酒石酸、滑石粉、Ⅱ号丙烯酸树脂、邻苯二甲酸二乙酯、蓖麻油、柠檬黄、吐温-80等

**【制备工艺】**

**1. 乙酰水杨酸片芯的制备**

（1）将乙酰水杨酸（80目）与淀粉、微晶纤维素、羧甲基淀粉钠用40目不锈钢筛混合均匀。

（2）加入预先配好的2% HPMC醇水溶液（内含酒石酸或柠檬酸）制成软材。

（3）通过18目不锈钢筛或尼龙筛制粒。

（4）湿颗粒于50~60 ℃烘箱干燥1~2小时。

（5）干颗粒过18目筛整粒。

（6）加入滑石粉充分混匀后压片（用5.5 mm浅凹冲模压片）。

## 2. 包衣

（1）将包衣材料用85%乙醇溶液浸泡过夜溶解。加入邻苯二甲酸二乙酯、蓖麻油和吐温–80研磨均匀，另将其他成分加入上述包衣液研磨均匀，即得。

（2）调试包衣锅，包衣锅内片床温度控制在40~50 ℃，转速为30~40转/分。

（3）制得的乙酰水杨酸片芯置包衣锅内，将配制好的包衣溶液用喷枪连续喷雾于转动的片子表面，随时根据片子表面干湿情况，调控片子温度和喷雾速度，控制包衣溶液的喷雾速度和溶媒挥发速度相平衡，即以片面不太干也不太潮湿为度。一旦发现片子较湿（滚动迟缓），即停止喷雾以防粘连，待片子干燥后再继续喷雾，使包衣片增重为4%~5%。

（4）将包好的肠溶衣片，置30~40 ℃烘箱干燥3~4小时。

## 【制剂质量检查与评价】

**1. 外观**  本品为乙酰水杨酸肠溶包衣片，衣层外观完整光滑，色泽一致，除去包衣后显白色。

**2. 含量测定**  取本品10片，研细，用中性乙醇70 ml，分数次研磨，并移入100 ml量瓶中，充分振摇，再用水适量洗涤研钵数次，洗液合并于100 ml量瓶中，再用水稀释至刻度，摇匀，滤过，精密量取滤液10 ml（相当于阿司匹林0.3 g），置锥形瓶中，加中性乙醇（对酚酞指示液显中性）20 ml，振摇，使阿司匹林溶解，加酚酞指示液3滴，滴加氢氧化钠滴定液（0.1 mol/L）至溶液显粉红色，再精密加氢氧化钠滴定液（0.1 mol/L）40 ml，置水浴上加热15分钟并不停振摇，迅速放冷至室温，用硫酸滴定液（0.05 mol/L）滴定，并将滴定的结果用空白试验校正。每1 ml氢氧化钠滴定液（0.1 mol/L）相当于18.02 mg $C_9H_8O_{10}$。

**3. 重量差异检查**  取供试品20片，精密称定总重量，求得平均片重后，再分别精密称定每片的重量，每片重量与标示片重相比较（凡无标示片重的片剂，每片重量应与平均片重比较），按表中的规定，超出重量差异限度（见表27–1）的药片不得多于2片，并不得有1片超出限度1倍。

糖衣片的片芯应检查重量差异并符合规定，包糖衣后不再检查重量差异。薄膜衣片应在包薄膜衣后检查重量差异并符合规定。凡规定检查含量均匀度的片剂，一般不再进行重量差异检查。

表27-1 片剂差异限度表

| 平均片重或标示片重 | 重量差异限度 |
| --- | --- |
| 0.30 g以下 | ± 7.5% |
| 0.30 g及0.30 g以上 | ± 5% |

**4. 释放度检查** 取本品6片，照释放度测定法（2015版《中国药典》四部0931项第二法）采用溶出度测定法第一法装置，以0.1 mol/L盐酸溶液750 ml为溶剂，转速为每分钟100转，依法操作，经120分钟时，取溶液10 ml滤过，作为供试品溶液（1）。然后加入37 ℃的0.2 mol/L磷酸钠溶液250 ml，混匀，用2 mol/L盐酸溶液或2 mol/L氢氧化钠溶液调节溶液的pH为6.8 ± 0.05，继续溶出45分钟，取溶液10 ml滤过，作为供试品溶液（2）。取供试品溶液（1），以0.1 mol/L盐酸溶液为空白，在280 nm波长处测定吸收度，吸收值不得大于0.25。另取阿司匹林对照品21 mg，置100 ml量瓶中，加磷酸钠缓冲液（0.05 mol/L）（量取0.2 mol/L磷酸钠溶液250 ml与0.1 mol/L盐酸溶液750 ml，混合，pH为6.8 ± 0.05）适量使溶解，并稀释至刻度，作为对照品溶液。取供试品溶液（2）和对照品溶液，以磷酸钠缓冲液（0.05 mol/L）为空白，在265 nm ± 2 nm波长处测定吸收度，计算出每片的释放量。限度为标示量的70%，应符合规定。

**【作用与用途】**

抗血栓。本品对血小板聚集有抑制作用，可防止血栓形成，临床用于预防缺血发作、心肌梗死、心房颤动或其他手术后的血栓形成。

**【分析与讨论】**

（1）小剂量乙酰水杨酸应先粉碎过80目不锈钢筛，然后与辅料混合时，常采用逐级稀释法（等容量递增法），并反复过筛、混合以确保混合均匀。

（2）黏合剂用量要恰当，使软材达到以手握之可成团块、手指轻压时又能散裂而不成粉状为度。再将软材挤压过筛，制成所需大小的颗粒，颗粒应以无长条、块状和过多的细粉为宜。

（3）乙酰水杨酸在湿、热下不稳定，尤其遇铁质易变色并水解成水杨酸和醋酸，前者对胃有刺激性。用含有少量酒石酸或柠檬酸（约为乙酰水杨酸量的1%）淀粉浆混匀后制粒，也可采用乙醇或2%~5%HPMC的醇水溶液作为黏合剂，以增加主药的稳定性。硬脂酸镁和硬脂酸钙能促进乙酰水杨酸的水解，故用滑石粉作润滑剂；此片剂干燥温度宜控制在50 ℃ ~60 ℃，以防高温药物不稳定。

（4）在包衣前，可先将乙酰水杨酸片芯在50 ℃干燥30分钟，吹去片剂表面的细粉。由于片剂较少，在包衣锅内纵向粘贴若干1~2 cm宽的长硬纸条或胶布，以增加片子与包衣锅的摩擦，改善滚动性。

（5）必须选用不锈钢包衣锅，因乙酰水杨酸等药物遇金属不稳定，可先在包衣锅内喷雾覆盖一层包衣膜。

（6）喷雾较快时片子表面若开始潮湿后，在包衣锅内的滚动将减慢，翻滚困难，应立即停止喷雾并开始吹热风干燥。

（7）包衣温度应控制在50 ℃左右，以避免温度过高易使药物分解或使片剂表面产生气泡，衣膜与片芯分离。

**【思考题】**

（1）小剂量药物在压片过程中可能出现哪些质量问题？如何解决？

（2）压片过程中可能出现哪些问题？如何解决？

（3）对湿热不稳定的药物进行片剂处方设计时应考虑哪些问题？

（4）哪些药物制剂需包肠溶衣？举例叙述肠溶型薄膜衣与胃溶型薄膜衣包衣材料有何区别？

（5）薄膜包衣中可能出现哪些问题？如何解决？

（6）肠溶薄膜衣片和糖衣片生产工艺及特点有何不同？

## 四、制剂技能考核评价标准

| 测试项目 | 技能要求 | 分值 |
|---|---|---|
| 实训准备 | 着装整洁，卫生习惯好<br>实验内容、相关知识，正确选择所需的材料及设备，正确洗涤 | 5 |
| 实训记录 | 正确、及时记录实验的现象、数据 | 10 |
| 实训操作 | 按照实际操作计算处方中的药物用量，正确称量药物<br>按照实验步骤正确进行实验操作及仪器使用。按时完成 | 10 |
| | 乙酰水杨酸肠溶片制备：<br>（1）湿法制粒压片操作正确<br>（2）包衣操作正确 | 30 |
| | 质量考察：<br>（1）重量差异检查操作正确<br>（2）含量检查操作正确<br>（3）释放度检查操作正确 | 20 |
| 成品质量 | 本品为乙酰水杨酸肠溶包衣片，衣层外观完整光滑，色泽一致，除去包衣后显白色。重量差异、含量、释放度符合本品质量标准 | 10 |
| 清场 | 按要求清洁仪器设备、实验台，摆放好所用药品 | 5 |

续表

| 测试项目 | 技能要求 | 分值 |
|---|---|---|
| 实训报告 | 实验报告工整，项目齐全，结论准确，并能针对结果进行分析讨论 | 10 |
| 合计 | | 100 |

（韦丽佳）

# 实训二十八　盐酸雷尼替丁胶囊的制备与质量考察

## 一、实训目的

1. **掌握**　胶囊剂的生产工艺过程和操作方法；药物物料处理的基本方法和药物的充填方法；胶囊剂的质量检查方法。

2. **熟悉**　药厂大量生产胶囊剂的方法与要求，达到胶囊剂生产岗位对操作技能的基本要求。

## 二、实训指导

胶囊剂系指将药物填装于空心硬质胶囊中或密封于弹性软质胶囊中而制成的固体制剂。

**1. 胶囊剂的分类**

（1）硬胶囊剂　是将一定量的药物（或药材提取物）及适当的辅料（也可不加辅料）制成均匀的粉末或颗粒，填装于空心硬胶囊中而制成。

（2）软胶囊剂　是将一定量的药物（或药材提取物）溶于适当辅料中，再用压制法（或滴制法）使之密封于球形或椭圆形的软质胶囊中。

（3）肠溶胶囊剂　实际上是硬胶囊剂或软胶囊剂中的一种，只是在囊壳中加入了特殊的药用高分子材料或经特殊处理，在胃液中不溶解，仅在肠液中崩解溶化而释放出活性成分，达到一种肠溶的效果，故而称为肠溶胶囊剂。在世界各国药典收载的品种中，胶囊剂仅次于片剂和注射剂居第三位。

**2. 胶囊剂的特点**　胶囊剂一般仅口服应用，但也用于其他部位如直肠、阴道、植入等使用。胶囊剂不仅整洁、美观、容易吞服，而且还有以下特点。

（1）可以掩盖药物不适的臭味和减小药物的刺激性。

（2）胶囊剂与片剂和丸剂相比较，在制备时不需要黏合剂和压力，所以在胃肠中分散快、吸收好，生物利用度高，如司可巴比妥钠、吲哚美辛胶囊较片剂疗效好。

（3）对光敏感或遇湿热不稳定的药物，例如维生素、抗生素等，可装入不透光的胶囊中，以保护药物不受湿气和空气中的氧、光线的作用，可提高药物的稳定性。

（4）可延缓药物的释放，先将药物制成颗粒，然后用不同释放速度的包衣材料进行包衣（或制成微囊），按需要的比例混匀装入空胶囊中，可制成缓释、肠溶等多种类型的胶囊剂。

但下列情况不宜做成胶囊剂：药物的水溶液或稀乙醇溶液，因能使胶囊壁溶化；易溶性药物如溴化物、碘化物、氯化物等以及小剂量的刺激性药物，因在胃中溶解后，局部浓度过高而刺激胃黏膜；易风化性药物，因可使胶囊壁软化；吸湿性药物可使胶囊壁干燥而变脆。

**3. 硬胶囊剂的制备工艺流程**　硬胶囊剂的制备一般分为填充物料的制备、胶囊填充、胶囊抛光、分装和包装等过程，其生产工艺流程见图28-1，其中胶囊填充是关键步骤。在进行生产前还要选用适当的空胶囊。

**图28-1　硬胶囊剂生产工艺流程图**

◯：物料　▢：工序　◇：检验　▽：入库

硬胶囊的内容物药物粉碎至适当粒度能满足硬胶囊剂的填充要求的，可直接填充。但更多的情况是在药物中添加适量的辅料后，才能满足生产或治疗的要求。胶囊剂的常用辅料有稀释剂，如淀粉、微晶纤维素、蔗糖、乳糖、氧化镁等；润滑剂如硬脂酸镁、硬脂酸、滑石粉、二氧化硅等。添加辅料可采用与药物混合的方法，亦可采用与药物一起制粒的方法，然后再进行填充。

（1）药物为粉末时　当主药剂量小于所选用胶囊充填量的1/2时，常需加入淀粉类、PVP等稀释剂。当主药为粉末或针状结晶、引湿性药物时，流动性差给填充操作带来困难，常加入微粉硅胶或滑石粉等润滑剂，以改善其流动性。

（2）药物为颗粒时　许多胶囊剂是将药物制成颗粒、小丸后再充填入胶囊壳内。以浸膏为原料的中药颗粒剂，引湿性强，富含黏液质及多糖类物质，可加入无水乳糖、微晶纤维素、预胶化淀粉等辅料以改善引湿性。

（3）药物为液体或半固体时　往硬胶囊内充填液体药物，需要解决液体从囊帽与囊体接合处的泄漏问题，一般采用增加充填物黏度的方法，可加入增稠剂如硅酸衍生物等使液体变为非流动性软材，然后灌装入胶囊中。在填充药物的过程中，要经常检查胶囊的装量差异限度，应符合药典的相关规定。

**4. 硬胶囊剂物料的填充及设备**

（1）手工填充　小量制备胶囊时采用手工填充，先将药粉置于干净纸上或玻璃板上用药刀铺成均一粉层，并轻轻压紧，其厚度约为囊身高度的1/4~1/3，然后带指套持囊身，口向下插入药粉嵌入囊身内，如此反复多次，直到装满整个囊身。手工填充药物的主要缺点是药尘飞扬严重；装量差异大，波动范围亦大；返工率高，生产效率低。国内许多药厂已改为机器填充药物。

（2）半自动胶囊填充机　本机采用电器电动联合控制，并配备自动计数装置。能分别自动完成胶囊的送进就位、分离、充填、锁囊等动作，可减轻劳动强度，提高效率，能达到制药工业的卫生要求等。半自动胶囊填充机主要由机座和电器控制系统、播囊器、充填器、锁紧器、变频调速器组成，如图28-2。

**图28-2　半自动胶囊填充机**

　　半自动胶囊填充机的工作过程原理：装在囊斗的空心胶囊通过播囊器释放一排胶囊，下落在胶囊梳上，受推囊板的作用向前推进至调头位置，空心胶囊受压囊头向下推压并同时调头，囊体朝下，囊帽朝上，并在真空泵的负压气流作用下，进入胶囊模具，囊帽受模孔凸檐阻止留在上模具盘中，囊体受负压气流作用吸至下模具盘中，手动将上下模具盘分离。下模具盘停留转盘中待装药料，这样就完成了空心胶囊的排囊、调头和分离工作。料斗内装有螺旋钻头，在变频调速电机带动下运转，将药料强制压入空胶囊中。同样变频调速电机带动转盘运转，转盘带动模具运转。当按下充填启动键时，料斗由气缸作用推向模具，料斗到位后，转盘电机和料斗电机自动启动，模具在加料嘴下面运转一周，药料通过料斗在螺旋钻头推压下充填入空心胶囊中。当下模具盘旋转一周后自动停止转动，同时气缸拉动料斗退出模具，完成了药料的充填工作。用刮粉板刮平药粉，将上下模具对准合并，在顶针盘上进行套合锁口，通过脚踏阀使气缸动作，顶针对准模具孔，脚踏阀门，将囊帽推向囊体，使胶囊锁紧，当脚松开时，气缸活塞回缩，用手推动模具，让顶针复位，将胶囊顶出，收集于盛放胶囊的容器中。充填好的胶囊挑出废品后，用胶囊抛光机进行抛光，用洁净的物料袋或容器密封保存，即完成胶囊的制备过程。

　　（3）全自动胶囊填充机　全自动胶囊填充机主要由机座和电控系统、液晶界面、胶囊料斗、播囊装置、旋转工作台、药物料斗、充填装置、胶囊扣合装置、胶囊导出装置组成（图28-3）。特点是全自动密闭式操作，可防止污染；装量准确，当物料斗里的

图28-3　全自动胶囊填充机

料量低于极限值时可自动停机，防止出现不合格产品，机内有检测装置及自动排除废胶囊装置；使用国产胶囊上机率高（>90%），国产或进口的0至5号机制标准胶囊均可用。

全自动胶囊填充机的工作过程原理：装在料斗里的空心胶囊随着机器的运转，逐个进入顺序装置的顺序叉内，经过胶囊导槽和拨叉的作用使胶囊调头，机器每动作一次，释放一排胶囊进入模块孔内，并使其囊体在下，囊帽在上。转台的间隙转动，使胶囊在转台的模块中被输出到各工位，真空分离系统把胶囊顺入到模块孔中的同时将帽体分开。随着机器的运转，下模块向外伸出，与上模块错开，以备填充物料。药粉由一个不锈钢料斗进入计量装置的盛粉环内，盛粉环内药粉的高度由料位传感器控制。充填杆把压实的药柱推到胶囊体内，调整每组充填杆的高度可以改变装药量。下模块缩回与上模块并合，经过推杆作用使充填好的胶囊扣合锁紧，并将扣合好的成品胶囊推出收集。真空清理器清理模块孔后进入下一个循环（图28-4）。

图28-4　全自动胶囊填充机工作原理示意图

## 三、实训内容

盐酸雷尼替丁胶囊的制备

**【制剂处方】**

以原料含量为100.0%计算，生产3000粒的生产处方是（单位：g）

| 原辅料名称 | 规格 | 用量 | 备注 |
|---|---|---|---|
| 盐酸雷尼替丁 | 97%~103% | 500.0 | 原料 |
| 滑石粉 | 药用 | 170.0 | 内加辅料 |
| 磷酸氢钙 | 药用 | 190.0 | 内加辅料 |
| 75%酒精 | 药用 | 70.0 | 润湿剂 |
| 二氧化硅 | 药用 | 9.25 | 外加润滑剂 |

**【仪器与材料】**

仪器：电子天平、全自动胶囊填充机（或半自动胶囊填充机）、乳钵（中号）、烘箱、搪瓷盘、不锈钢筛网（100目、80目）等

材料：盐酸雷尼替丁、滑石粉、磷酸氢钙、75%酒精、二氧化硅等

**【制备工艺】**

（1）原辅料过筛　将原料过80目筛，过筛后外观检查无异物；内加辅料滑石粉、磷酸氢钙，外加辅料二氧化硅过100目筛，过筛后外观检查无异物。

（2）内加辅料与原料的混合　将原料和内加辅料过80目筛3~5次，将二者充分混合均匀；然后喷洒入润湿剂后，混合均匀。

（3）干燥　采用干燥烘箱干燥，干燥过程中，最高温度不能超过55 ℃。颗粒水分须低于2.0%。

（4）整粒　可用快速整粒机整粒，20目筛。整粒过程中，操作间相对湿度必须低于60%。

（5）填充　用CGN-208D半自动胶囊填充或NJP-1200全自动胶囊填充机，填充于2号空心胶囊中，填充过程，必须控制操作间相对湿度保持在60%以下。

**【制剂质量检查与评价】**

（1）外观　套合到位，锁口整齐，松紧合适，无叉口或凹顶现象，应随时观察，及时调整。抽查100粒，外观整洁，大小长短一致，颜色均匀一致，有光泽度，不得有褪色、变色现象，无斑点、无砂眼、破裂、漏粉、附粉、变形、异臭、发霉现象。

梅花头、皱皮、缺角、瘪头、气泡等不超过1%。

（2）装量差异　按2015版《中国药典》规定的方法检查，当平均装量大于或等于0.3 g/粒时，装量差异应小于 ±6.5%；当平均装量低于0.3 g/粒时，装量差异应小于9.0%。

（3）崩解时限　取胶囊剂6粒，用崩解仪测定，应在20分钟内全部崩解，否则应复试。

（4）含量　照高效液相色谱法（2015版《中国药典》通则0512）测定，本品含盐酸雷尼替丁按雷尼替丁（$C_{13}H_{22}N_4O_3S$）计算，应为标示量的93.0%~107.0%。

【作用与用途】

本品为组胺$H_2$受体阻断剂，能抑制基础胃酸分泌及刺激后的胃酸分泌，还可抑制胃蛋白酶的分泌。其抑酸强度比西咪替丁强5~8倍。

【注意事项】

（1）认真检查和核对物料，如外观性状、水分、含量、均匀度等应符合质量要求，空心胶囊和模具，应准确无误。

（2）填充过程随时检测胶囊重量，及时进行调整。

（3）胶囊套合应到位，锁口整齐，松紧合适，防止有叉口或凹顶的现象。

（4）抛光应控制速度，及时更换摩擦布，保证胶囊洁净。

【分析与讨论】

（1）本品原料极易潮解，所以严格控制生产环境的湿度是生产过程质量控制的一个重点。室内相对室外呈正压，温度18~26 ℃，相对湿度45%~65%。

（2）按胶囊填充设备标准操作规程依次装好各个部件，接上电源，连接空压机，调试机器，确认机器处于正常状态。

（3）让机器空运转，确认无异常后，将空心胶囊加入囊斗中，药物粉末或颗粒加入料斗，试填充，调节装量，称重量，计算装量差异，检查外观、套合、锁口是否符合要求。确认符合要求并经QA人员确认合格。

（4）试填充合格后，机器进入正常填充。填充过程经常检查胶囊的外观、锁口以及装量差异是否符合要求，随时进行调整。

（5）及时对充填装置进行调整，以保证填充出来的胶囊装量合格。

（6）填充完毕，关机，胶囊盛装于双层洁净物料袋，装入洁净周转桶，加盖封好后，交中间站。并称重贴签，及时准确填写生产记录，并进行物料平衡。

（7）运行过程中随时检查设备性能是否正常，一般故障自己排除；自己不能排除的，通知维修人员维修，正常后方可使用。

**【思考题】**

（1）胶囊填充过程中可能发生的质量问题及解决办法有哪些？

（2）本实训的质量控制关键点是哪些？

（3）本胶囊剂生产的洁净环境要求是什么？

（4）简述胶囊剂的制备过程。

## 四、制剂技能考核评价标准

| 测试项目 | 技能要求 | 分值 |
|---|---|---|
| 实训准备 | 着装整洁，卫生习惯好<br>实验内容、相关知识，正确选择所需的材料及设备，正确洗涤 | 5 |
| 实训记录 | 正确、及时记录实验的现象、数据 | 10 |
| 实训操作 | 按照实际操作计算处方中的药物用量，正确称量药物<br>按照实验步骤正确进行实验操作及仪器使用，按时完成 | 10 |
| 实训操作 | 盐酸雷尼替丁胶囊制备：<br>（1）将原料过80目筛，过筛后外观检查无异物；内加辅料滑石粉、磷酸氢钙，外加辅料二氧化硅过100目筛<br>（2）将原料和内加辅料过80目筛3~5次，将二者充分混合均匀；然后喷洒入润湿剂后，混合均匀<br>（3）采用干燥烘箱干燥，干燥过程中，最高温度不能超过55 ℃。颗粒水分须低于2.0%<br>（4）整粒：可用快速整粒机整粒，或过20目筛。整粒过程中，操作间相对湿度必须低于60%<br>（5）填充：用CGN-208D半自动胶囊填充或NJP-1200全自动胶囊填充机，填充于2号空心胶囊中，填充过程，必须控制操作间相对湿度保持在60%以下 | 50 |
| 成品质量 | 本品为盐酸雷尼替丁胶囊，外观整洁，大小长短一致，颜色均匀一致，有光泽度，含量，装量差异，崩解时限均应符合本品质量标准 | 10 |
| 清场 | 按要求清洁仪器设备、实验台，摆放好所用药品 | 5 |
| 实训报告 | 实验报告工整，项目齐全，结论准确，并能针对结果进行分析讨论 | 10 |
| 合计 | | 100 |

（林凤云　马　潋）

# 实训二十九　硝苯地平缓释微丸的制备与质量考察

## 一、实训目的

**掌握** 微丸的几种制备方法；各种微丸制备方法的原理；通过测堆密度、目测外观圆整度评价三种方法制备微丸的效果。

## 二、实训指导

微丸是指药物和辅料组成的直径小于2.5 mm的圆球状实体，可根据不同需要制成快速、慢速或控制释放药物的微丸，一般填充于硬胶囊中、袋装或压制成片剂后服用。

微丸通常分为丸芯和外包裹的薄膜衣组成，用于丸芯的辅料主要有稀释剂和黏合剂，用于薄膜衣的辅料有用成膜材料、增塑剂，有时根据需要加入一定量的致孔剂、润滑剂和表面活性剂等。

先制备微丸，然后装胶囊或分袋包装，这对于缓控制剂的研制很有意义。它可以通过包衣层厚度或分组包衣来达到缓控释制剂的要求，尤其是它以每个小丸为一个释放单元，个别单元不规则的释药对一个剂量的释药行为影响不大。通过调整膜衣厚度和膜衣处方或分组膜衣处方，可很好控制单个剂量的释药行为，降低产生突释的可能性。

制备微丸所用丸芯的粒径很小，一般为80~200 μm，外观很圆，微丸一般为500~1000 μm，离心层积法、球晶造粒法、乳化法、糖衣锅法需用丸芯，其他方法不用丸芯。

微丸的制备方法很多，可分为包衣锅法、沸腾床制粒包衣、离心造粒法、振荡滴制法、挤出滚圆法等。

## 三、实训内容

硝苯地平缓释微丸

【制剂处方】

1. 丸芯处方

硝苯地平　　　　　　　　30 g

|  |  |  |
|---|---|---|
| 可压性淀粉 | 360 g |  |
| 10%PVP无水乙醇液 | 100 g |  |

2. 包衣液处方

|  |  |
|---|---|
| 乙基纤维素 | 20 g |
| PEG6000 | 10 g |
| 邻苯二甲酸二乙酯 | 5 g |
| 丙酮/乙醇（3∶7） | 1000 ml |
| 邻苯二甲酸二乙酯 | 5 g |
| 丙酮/乙醇（3∶7） | 1000 ml |

**【仪器与材料】**

仪器：DPL1/3型多功能制粒/包衣机、电子天平、搪瓷盘、不锈钢筛网（100目、60目）等

材料：硝苯地平，可压性淀粉、无水乙醇液、乙基纤维素、PEG6000、邻苯二甲酸二乙酯丙酮、乙醇

**【制备工艺】**

1. **丸芯的制备**　将NF100目粉与可压性淀粉混合，过60目筛再混合，充分混合均匀后，装入物料，调试机器后，按DPL1/3操作规程进行操作，即得。

2. **包衣**

（1）将包衣材料乙基纤维素用丙酮/乙醇（3∶7）浸泡溶解后，加入邻苯二甲酸二乙酯、PEG6000轻微搅拌溶解，即得。

（2）将上述包衣液装入DPL1/3型的雾化器，设置好运行参数并进行调试，完成后操作规程进行操作，即得。

**【制剂质量检查与评价】**

（1）**外观**　光滑，圆整，大小分布应均匀，几乎无相互粘连现象。

（2）**收率**　称量干燥后成球丸核的质量与投料药粉的质量，比较并计算收率。

（3）**粒径和粒径分布**　采用筛分析法测定微丸的粒径和粒径分布，并计算成球微丸的收率。

（4）**堆密度**　取适量定量丸核，使之缓缓通过一玻璃漏斗倾倒至一量筒内，测定小丸的松容积，计算丸核的堆密度。

（5）休止角　将一定量的微丸在指定高度从小孔漏斗中落到硬的平面后，测量小丸的堆积高度（$H$）和堆积半径（$r$），$\tan\theta=H/r$（$\theta$即休止角）），休止角越小，说明微丸的流动性越好。

（6）脆碎度　是衡量微丸剥落趋势的指标。测定方法是取定量的微丸，加入玻璃珠一起置片剂四用测定仪中旋转 5 分钟，收集并称定通过 30 目筛的细粉量，计算丸核失重百分率。

（7）释放度检查　本品为新型缓释制剂，照释放度测定法（2015版《中国药典》通则0931第二法）检测，其释放速率应符合相关规定。

【作用与用途】

同钙通道阻滞药，钙离子内流阻滞剂和慢性通道阻滞剂，可用于缓解心绞痛及抗高血压。

【知识拓展】

### 缓释型包衣材料

缓释型包衣材料是指在胃液中及肠液中均不溶的材料，通过控制药物扩散和溶出，以达到延缓药物的释放的目的。

（1）乙基纤维素（EC）不溶于水和胃肠液，能溶于多数的有机溶剂，常与水溶性包衣材料如PEG、HPMC等合用，改变EC与水溶性包衣材料的比例，可调节改变药物扩散和释放，可用于缓释、控释制剂。

（2）酸纤维素（CA）不溶于水，易溶于有机溶剂，成膜性好。形成膜具有半透性，是制备渗透泵片或控释片剂最常用的包衣材料，也可以加入助渗剂或致孔剂如PEG、十二烷基硫酸钠等水溶性物质形成微孔膜，适用于水溶性药物的控释片。

【分析与讨论】

（1）硝苯地平需避光，否则易分解。

（2）包衣液为有机溶剂，操作过程中注意防火、防爆、防污染。

（3）包衣液中加入PEG6000为致孔剂，邻苯二甲酸二乙酯起增塑作用。

【思考题】

（1）在操作过程中如何控制微丸的形状？

（2）用各种制丸方法制得的微丸各有何特点？

（3）微丸在应用上有何特点？有哪些制备方法？

## 四、制剂技能考核评价标准

| 测试项目 | 技能要求 | 分值 |
|---|---|---|
| 实训准备 | 着装整洁，卫生习惯好<br>实验内容、相关知识，正确选择所需的材料及设备，正确洗涤 | 5 |
| 实训记录 | 正确、及时记录实验的现象、数据 | 10 |
| | 按照实际操作计算处方中的药物用量，正确称量药物<br>按照实验步骤正确进行实验操作及仪器使用。按时完成 | 10 |
| 实训操作 | 丸芯的制备：<br>将NF100目粉与可压性淀粉混合，过60目筛再混合，充分混合均匀后，装入物料，调试机器后，是否按DPL1/3操作规程进行操作<br>包衣的制备：<br>（1）将包衣材料乙基纤维素用丙酮/乙醇（3：7）浸泡溶解后，加入邻苯二甲酸二乙酯、PEG6000轻微搅拌溶解<br>（2）将上述包衣液装入DPL1/3型的雾化器，设置好运行参数并进行调试，完成后是否操作规程进行操作 | 50 |
| 成品质量 | 本品为硝苯地平（NF）缓释微丸，外观光滑，圆整，大小分布应均匀，无相互粘连现象 | 10 |
| 清场 | 按要求清洁仪器设备、实验台，摆放好所用药品 | 5 |
| 实训报告 | 实验报告工整，项目齐全，结论准确，并能针对结果进行分析讨论 | 10 |
| 合计 | | 100 |

（林凤云　刘　巧）

# 实训三十　茶碱缓释片的制备

## 一、实训目的

1. **熟悉**　缓释制剂的基本原理与设计方法；缓释片释放度的测定方法。
2. **了解**　溶蚀性和亲水凝胶骨架型缓释片的释放机制和制备工艺。

## 二、实训指导

缓释制剂系指在规定的释放介质中，按要求缓慢地非恒速释放药物，与相应的普通制剂比较，给药频率比普通制剂减少一半或有所减少，且能显著增加患者依从性的制剂。如口服缓释制剂在人体胃肠道的转运时间一般可维持8~12小时，根据药物用量及药物的吸收代谢性质，其作用可达12~24小时，患者1天口服1~2次。

缓释制剂按照剂型可分为片剂、颗粒剂、小丸、胶囊剂等。其中，片剂又分为骨架片、膜控片、胃内漂浮片等。骨架片是药物和一种或多种骨架材料以及其他辅料，通过制片工艺成型的片状固体制剂。骨架材料、制片工艺对骨架片的释药行为有重要影响。按照所使用的骨架材料可分为不溶性骨架片、溶蚀性骨架片和亲水凝胶骨架片等。不溶性骨架片采用乙基纤维素、丙烯酸树脂等水不溶骨架材料制备，药物在不溶性骨架中以扩散方式释放。溶蚀性骨架片采用水不溶但可溶蚀的硬脂醇、巴西棕榈蜡、单硬脂酸甘油酯等蜡质材料制成，骨架材料可在体液中逐渐溶蚀、水解。亲水凝胶骨架片主要采用甲基纤维素、羧甲基纤维素、卡波姆、海藻酸盐、壳聚糖等骨架材料。这些材料遇水形成凝胶层，随着凝胶层继续水化，骨架膨胀，药物可通过水凝胶层扩散释出，延缓了药物的释放。本实验以茶碱为模型药物制备溶蚀性骨架片和亲水凝胶骨架片。

为了获得可靠的治疗效果，避免突释引起的毒副作用，需要制定合理的体外药物释放度试验方法。释放度的测定方法采用溶出度测定仪，释放介质一般采用水、人工胃液、人工肠液等介质。第一点为开始0.5~2小时的取样时间点，用于考察药物是否有突释，第二点为中间的取样时间点，用于确定释药特性，最后的取样时间点，用于考察释药是否基本完全。此3点可用于表征体外缓释制剂药物释放度。

## 三、实训内容

### （一）茶碱亲水凝胶骨架片

【制剂处方】

| | |
|---|---|
| 茶碱 | 10 g |
| HPMC K10M | 4 g |
| 乳糖 | 5 g |
| 80%乙醇溶液 | 适量 |
| 硬脂酸镁 | 0.23 g |
| 共制 | 100 片 |

【仪器与材料】

仪器：8冲旋转式压片机、溶出度仪、紫外分光光度计

材料：茶碱、羟丙基甲基纤维素（HPMC K10M）、乳糖、乙醇、硬脂酸镁

【制备工艺】

（1）将茶碱、乳糖分别过100目筛，羟丙基甲基纤维素过80目筛，混合均匀，加80%乙醇溶液制成软材，过18目筛制粒。

（2）于50~60 ℃干燥，16目整粒，称重，加入硬脂酸镁混匀。

（3）计算片重，压片即得。每片含茶碱100 mg。

【制剂质量检查与评价】

（1）外观　本品为白色片。

（2）含量测定　取本品20片，精密称定，研细，精密称取适量（约相当于无水茶碱0.3 g），置研钵中，加热水 50 ml分次研磨，并定量移入锥形烧瓶中，放冷后，加硝酸银滴定液（0.1 mol/L）25 ml、茜素磺酸钠指示剂8滴，混匀，迅速用氢氧化钠滴定液（0.1 mol/L）滴定至溶液显微红色。每1 ml氢氧化钠滴定液（0.1 mol/L）相当于18.02 mg的$C_7H_8N_4O_2$。

（3）重量差异检查　取供试品20片，精密称定总重量，求得平均片重后，再分别精密称定每片的重量，每片重量与标示片重相比较（凡无标示片重的片剂，每片重量应与平均片重比较），按表中的规定，超出重量差异限度（表30-1）的药片不得多于2片，并不得有1片超出限度1倍。糖衣片的片芯应检查重量差异并符合规定，包糖衣后

不再检查重量差异。薄膜衣片应在包薄膜衣后检查重量差异并符合规定。凡规定检查含量均匀度的片剂，一般不再进行重量差异检查。

表30-1 片剂差异限度表

| 平均片重或标示片重 | 重量差异限度 |
| --- | --- |
| 0.30 g以下 | ±7.5% |
| 0.30 g及0.30 g以上 | ±5% |

（4）释放度检查　取本品，照溶出度与释放度测定法，以水900 ml为溶出介质，转速为每分钟50转，依法操作，在2小时、6小时与12小时分别取溶液5 ml滤过，并即时补充相同温度、相同体积的溶出介质；分别精密量取续滤液适量，各用水定量稀释制成每1 ml中约含无水茶碱7 μl的溶液，照紫外-可见分光光度法，在272 mn的波长处分别测定吸光度；另取茶碱对照品适量，精密称定，加水溶解并定量稀释制成每1 ml中约含无水茶碱7 μl的溶液，同法测定吸光度，分别计算每片在不同时间点的溶出量。本品每片在2小时、6小时与12小时的溶出量应分别为标示量的20%~40%、40%~65%和70%以上，均应符合规定。

【作用与用途】

本品适用于支气管哮喘、喘息型支气管炎、阻塞性肺气肿等缓解喘息症状；也可用于心源性肺水肿引起的哮喘。

【分析与讨论】

（1）本品中HPMC用量增加，可使片剂遇水后形成凝胶层的速度加快，从而导致水分向片芯渗透速率减小，以致片剂骨架溶蚀减缓，茶碱释放速度减慢。

（2）片中乳糖用量增加，在一定程度上可以促使水分渗入片芯，从而使片剂溶蚀加快，加快茶碱的释放。

（3）缓释片硬度对释放速率由直接影响，应将硬度控制在5~7 kg/cm$^2$之间。

【思考题】

（1）在制备亲水凝胶骨架片时应考虑哪些问题？

（2）常用的亲水凝胶骨架材料有哪些？

（二）茶碱溶蚀性骨架片

【制剂处方】

| | |
| --- | --- |
| 茶碱 | 10 g |
| HPMC K10M | 0.1 g |

|      |        |
| ---- | ------ |
| 硬脂醇 | 1.0 g  |
| 硬脂酸镁 | 0.13 g |
| 共制 | 100 片 |

**【仪器与材料】**

仪器：8冲旋转式压片机、溶出度仪、紫外分光光度计

材料：茶碱、硬脂醇、羟丙基甲基纤维素（HPMC K10M）、硬脂酸镁

**【制备工艺】**

（1）取茶碱过100目筛，另将硬脂醇置于蒸发皿中，于80 ℃水浴上加热融化，加入茶碱搅匀，冷却，置研钵中研碎。

（2）加羟丙基甲基纤维素胶浆（以80%乙醇3 ml制得）制成软材（若胶浆量不足，可再加80%乙醇适量），18目筛制粒。

（3）于50~60 ℃干燥，16目筛整粒，称重，加入硬脂酸镁混匀。

（4）计算片重，压片即得。每片含茶碱100 mg。

**【制剂质量检查与评价】**

同茶碱亲水凝胶骨架片。

**【作用与用途】**

同茶碱亲水凝胶骨架片。

**【分析与讨论】**

（1）硬脂醇为蜡质骨架材料，熔融温度会对药物的释放产生影响，本品宜控制在80 ℃水浴加热熔融。

（2）硬脂醇的用量会影响茶碱的释放速率，其释药机制为扩散和溶蚀相结合的双重释药机制。

**【思考题】**

（1）在制备溶蚀型骨架片时应考虑哪些问题？

（2）与亲水凝胶骨架片相比，其释药机制有何不同？

## 四、制剂技能考核标准评价

| 测试项目 | 技能要求 | 分值 |
| --- | --- | --- |
| 实训准备 | 着装整洁，卫生习惯好<br>实验内容、相关知识，正确选择所需的材料及设备，正确洗涤 | 5 |

| 测试项目 | 技能要求 | 分值 |
|---|---|---|
| 实训记录 | 正确、及时记录实验的现象、数据 | 10 |
| 实训操作 | 按照实际操作计算处方中的药物用量，正确称量药物<br>按照实验步骤正确进行实验操作及仪器使用，按时完成 | 10 |
| | 茶碱亲水凝胶骨架片的制备：<br>（1）将茶碱、乳糖分别过100目筛，羟丙基甲基纤维素过80目筛，混合均匀，加80%乙醇溶液制成软材，过18目筛制粒<br>（2）干燥温度控制在50~60 ℃，16目整粒，称重，加入硬脂酸镁混匀<br>（3）片重计算正确 | 50 |
| | 茶碱溶蚀性骨架片的制备：<br>（1）硬脂醇置于蒸发皿中，于80 ℃水浴上加热融化正确<br>（2）加羟丙基甲基纤维素胶浆（以80%乙醇3 ml制得）制成软材（若胶浆量不足，可再加80%乙醇适量），18目筛制粒<br>（3）干燥温度控制在50~60 ℃，16目筛整粒，称重，加入硬脂酸镁混匀<br>（4）计算片重正确，压片即得 | |
| 成品质量 | 茶碱亲水凝胶骨架片：白色片剂，外观完整光洁 | 10 |
| | 茶碱溶蚀性骨架片：白色片剂，外观完整光洁 | |
| | 桔梗水蜜丸：棕色至褐色，外观完整光洁，大小均匀 | |
| 清场 | 按要求清洁仪器设备、实验台，摆放好所用药品 | 5 |
| 实训报告 | 实验报告工整，项目齐全，结论准确，并能针对结果进行分析讨论 | 10 |
| 合计 | | 100 |

（林凤云　马　澈）

# 附　录

## 药物制剂制备工艺与操作实训培训大纲

### 一、前言

#### （一）课程性质

本实训课程为药物制剂技术专业的专业核心实训课程，实践性强，同药品实际生产紧密相连，是培养药物制剂技术专业中从事制药企业药物制剂生产专门人才的一个必备环节，也是中、高级药学类人才的重要理论基础。对学生药物制剂职业能力培养和职业素养养成起主要支撑作用。其功能在于系统化培养学生熟练完成药物制剂制备工艺中制剂处方筛选、制剂生产前准备、中间体制备、制剂成型生产、成品质量评价和包装等技术岗位的工作任务，熟练掌握其相应的操作技能、生产工艺技术及必备知识。

#### （二）设计思路

本课程是依照药物制剂技术专业工作任务与职业能力分析中完成药物制剂生产工作项目中的原辅料的称量操作，制药设备操作，粉碎、混合等基本单元操作，各类药物制剂成型技术与质量控制等具体工作任务所需的知识、能力及素质要求，组织校内专业教师、校外工程技术人员和教育专家共同开发设计的。

根据本课程的主要目标，深入分析了药物制剂技术专业面向的职业岗位群的知识、能力、素质要求和国家职业技能的考核标准，按照药物制剂制备技术岗位的工作过程，确定技术岗位具体工作过程及岗位工作任务为接受生产指令、原辅料包材准备、药物制剂制备前准备、药物制剂制备、成品质量评价和包装等，并以典型产品、典型设备为载体传授教学内容，遵循职业技能由简单到复杂、由单一到综合的形成规律，对完成药物制剂制备技术岗位工作任务所需要的知识内容进行了整合、序化，设计了单元实训、制剂实训、综合实训共30个项学习性的工作任务，总学时数128学时，不同专业、层次学生课根据情况选择实训内容。其目的在于强化学生实践动手能力，实现教学活动、教学内容与职业要求相一致，使学生具有胜任药物制剂生产岗位的操作技能与必备知识，达到药物制剂高级工的要求。

实训过程中同时培养学生实事求是的工作态度、严谨细致的工作作风和认真负责、一丝不苟的职业习惯，以及热爱科学、开拓创新的精神。把职业道德和法律法规意识贯穿于实训过程，使素质教育、职业道德教育与专业技能教育融为一体。

## 二、课程目标

通过学习本门课程，使学生能够熟练完成药物制剂生产工作项目中的原辅料的称量操作，制药设备操作，粉碎、混合、制粒、制水等基本单元操作，各类药物制剂成型技术与质量控制，以及制剂成品包装技术等具体工作任务，掌握药物制剂的操作技能、生产工艺技术及相关理论知识，同时培养学生"质量第一、依法生产、实事求是、科学严谨"的职业道德和工作作风。技术与理论水平达到高级工技术标准，并获取药物制剂（高级工）资格证书。学生应达到以下的职业能力目标。

### 1. 知识目标

（1）掌握常用剂型的概念、特点、质量要求及应用。

（2）掌握药物制剂的基本理论、基本方法及相关的工艺计算。

（3）熟悉药物制剂常用的辅料及其性能。

（4）熟悉药物制剂生产管理的基本要求。

（5）了解药剂的稳定性、有效性与安全性等基本知识。

### 2. 能力目标

（1）具有正确阅读、理解和执行药品制备工艺规程的能力，规范熟练地应用岗位操作法、标准操作规程（SOP）规定的方法和技能，对各类不同剂型的药物制剂进行制备，合理控制制备工艺，并对成品进行质量评价。

（2）能熟练进行药物制剂制备工艺各工序的操作，具备具体分析、解决技术难点的能力。

（3）具有正确使用、操作、清洁设备和器具并进行维护保养及排除故障的能力。

（4）具有对原料、辅料、工艺用水以及药物制剂成品、半成品进行质量控制的能力。

（5）具备专业计算能力和书写批生产记录和各类报告的能力。

（6）生产结束后，能按照 GMP 要求清场，对成品、中间品及其他物料进行妥善交接与处理。

### 3．素质目标

（1）树立"质量第一、依法生产"的观念，培养严谨细致、认真负责的工作态度。

（2）严格执行GMP管理，养成实事求是、一丝不苟的职业习惯。

（3）培养自主学习、团结协作、开拓创新的工作精神。

## 三、课程内容和要求

| | 教学内容及目标 | 学时 | 教学方法 | 教学地点 | 教师 |
|---|---|---|---|---|---|
| 单元实训 | 实训一：查阅药典 | 2 | 任务驱动 | 实训室 | 专职 兼职 |
| | 实训二：称量与滤过操作 | 2 | | | |
| | 实训三：粉碎操作 | 2 | | | |
| | 实训四：筛分操作 | 2 | | | |
| | 实训五：混合操作 | 2 | | | |
| 制剂实训 | 实训六：真溶液制剂制备 | 4 | 任务驱动 | 实训室 | 专职 兼职 |
| | 实训七：胶体制剂制备 | 2 | | | |
| | 实训八：混悬剂的制备 | 2 | | | |
| | 实训九：乳剂的制备 | 2 | | | |
| | 实训十：浸出制剂制备 | 6 | | | |
| | 实训十一：安瓿剂的制备 | 6 | | | |
| | 实训十二：输液剂的制备 | 6 | | | |
| | 实训十三：滴眼剂制备 | 2 | | | |
| | 实训十四：软膏剂制备 | 2 | | | |
| | 实训十五：栓剂制备 | 2 | | | |
| | 实训十六：散剂与胶囊剂的制备 | 4 | | | |
| | 实训十七：颗粒剂的制备 | 6 | | | |
| | 实训十八：片剂的制备 | 6 | | | |
| | 实训十九：滴丸剂的制备 | 4 | | | |
| | 实训二十：微型胶囊的制备 | 6 | | | |
| 综合实训 | 实训二十一：细菌内毒素检查 | 4 | 任务驱动 | 实训室 | 专职 兼职 |
| | 实训二十二：甲硝唑片溶出度的测定 | 6 | | | |
| | 实训二十三：软膏剂的体外释药试验 | 6 | | | |
| | 实训二十四：单室模型模拟试验 | 6 | | | |
| | 实训二十五：血药浓度法测定静注给药的药动学参数 | 6 | | | |
| 综合实训 | 实训二十六：血药浓度法测定口服给药的药动学参数 | 6 | 任务驱动 | 实训室 | 专职 兼职 |
| | 实训二十七：维生素C注射液制备与质量考察 | 6 | | | |
| | 实训二十八：乙酰水杨酸肠溶片的制备与质量考察 | 6 | | | |
| | 实训二十九：盐酸雷尼替丁胶囊的制备与质量考察 | 6 | | | |
| | 实训三十：硝苯地平缓释微丸的制备与质量考察 | 6 | | | |
| 合计 | | 128 | | | |

## 四、实施建议

（1）遵循教育教学普遍规律，体现高职教充特色，重视实验实训实习（实践）教学在高技能型人才培养过程中的作用，体现教学过程的职业性、实践性和开放性。

（2）教学过程中应注意因材施教，灵活运用比较恰当的教学方式方法，建立药品质量意识，校内实训室应全天候对学生开放，有效调动学生学习的兴趣和积极性，促进学生积极主动的思考与实践，有利于学生职业能力的形成。

（3）以工学结合为切入点，积极探索实施课堂与实训地点一体化（理实一体化）、教学做相结合、项目导向、任务驱动等教学方式方法，注重学生实际操作能力培养。

## 五、教材编写

依据课程标准，从药物制剂制备工艺的实际情况出发，编写以职业实践为主线，以能本为本位，以工作任务为驱动、以项目为导向的模块化技术教材，教材内容要紧跟时代步伐，随时更新药物制剂制备的新技术、新剂型和新设备，实现教材与岗位操作标准一体化。教学内容中的每一个工作任务均采用实际制备工艺流程顺序编排，体现了先进性、通用性、实用性和实际生产的逼真性，反映药物制剂的新技术、新工艺。编写应考虑任务驱动教学模式来组织内容，教学做融于一体，相应扩展相关知识，文字表述应通俗易懂，有利于学生自学。

## 六、教学评价

本课程组在人才培养质量评价方面，主要侧重考核学生专业技能的掌握和知识的灵活应用。并建立了学校—企业—社会一体化的人才质量评价体系。

（1）平时成绩　由平时作业、实训成品质量检查、实训报告组成。由各实训教师负责实施。

（2）期末考试　由基本知识和技能操作组成，采用集中笔试+口试+操作等方式进行，侧重知识和技能的应用。期末成绩与平时成绩按一定比例构成本课程的总成绩。

（3）职业资格认证　药物制剂岗位职业资格高级工鉴定，采用校企合作、职场考核方式进行，由学校职业技能鉴定站实施。

## 七、课程资源开发与利用

［1］袁其朋. 现代药物制剂制备工艺与操作. 北京：中国农业大学出版社，2005.

［2］邓树海. 现代药物制剂制备工艺与操作. 北京：化学工业出版社，2007.

［3］张劲. 药物制剂制备工艺与操作. 北京：化学工业出版社，2005.

［4］黄家利. 药物制剂实训教程. 北京：中国医药科技出版社，2008.

［5］张健泓. 药物制剂制备工艺与操作实训教程. 北京：化学工业出版社，2014.

［6］国家药典委员会.《中华人民共和国药典》（2015年版）. 北京：中国医药科技出版社，2015.

［7］萧三贯. 国家药用辅料标准手册. 北京：中国医药科技出版社，2005.

［8］李洪. 药品生产质量管理. 北京：人民卫生出版社，2018.

［9］龙晓英. 流程药剂学. 北京：中国医药科技出版社，2012.

［10］胡斌. 最新国家药品生产操作技术规范与生产达标验证工作标准实施手册. 海口：中华图书出版社，2005.

（张天竹　马　漖　林凤云）